从经典案例学习
老年精神病学

主 编 | 于 欣

人民卫生出版社
·北京·

图书在版编目（CIP）数据

从经典案例学习老年精神病学 / 于欣主编 . —北京：
人民卫生出版社，2022.10

ISBN 978-7-117-33709-0

Ⅰ . ①从… Ⅱ . ①于… Ⅲ . ①老年病-精神病学-诊
疗 Ⅳ . ①R749.1

中国版本图书馆CIP数据核字（2022）第182037号

人卫智网	www.ipmph.com	医学教育、学术、考试、健康， 购书智慧智能综合服务平台
人卫官网	www.pmph.com	人卫官方资讯发布平台

从经典案例学习老年精神病学

Cong Jingdian Anli Xuexi Laonian Jingshenbingxue

主　　编：于　欣
出版发行：人民卫生出版社（中继线 010-59780011）
地　　址：北京市朝阳区潘家园南里 19 号
邮　　编：100021
E - mail：pmph @ pmph.com
购书热线：010-59787592　010-59787584　010-65264830
印　　刷：北京顶佳世纪印刷有限公司
经　　销：新华书店
开　　本：710×1000　1/16　印张：13
字　　数：218 千字
版　　次：2022 年 10 月第 1 版
印　　次：2022 年 11 月第 1 次印刷
标准书号：ISBN 978-7-117-33709-0
定　　价：76.00 元

打击盗版举报电话：**010-59787491**　E-mail：**WQ @ pmph.com**
质量问题联系电话：**010-59787234**　E-mail：**zhiliang @ pmph.com**
数字融合服务电话：**4001118166**　E-mail：**zengzhi @ pmph.com**

编者

（以姓氏笔画为序）

于 欣　　北京大学第六医院
王华丽　　北京大学第六医院
王春雪　　北京天坛医院
孙新宇　　北京大学第六医院
李 涛　　北京大学第六医院
李志营　　北京大学第六医院
吴东辉　　深圳市康宁医院
吴娓娓　　厦门市仙岳医院
何 毅　　北京大学肿瘤医院
张 楠　　天津医科大学总医院
蒲城城　　北京大学第六医院
潘成英　　北京大学第六医院

秘书

蒲城城　　北京大学第六医院

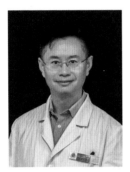

于欣

　　北京大学精神卫生研究所主任医师，教授，博士研究生导师。痴呆诊治转化医学研究北京市重点实验室主任，WHO/ 北京精神卫生研究与培训协作中心主任。曾先后在墨尔本大学进修老年精神医学，约翰霍普金斯大学公共卫生学院进修物质依赖，哈佛大学医学院社会医学系进修精神卫生政策与服务评价研究。现任中华医学会精神医学分会名誉主任委员，中国老年医学学会精神医学与心理健康分会会长，北京医学会精神病学分会主任委员。主要从事临床精神医学的医疗教学和研究工作，在老年期痴呆，老年期精神病和老年期抑郁症方面都有相应的研究成果。同时在情感障碍和精神病早期干预方面也有比较深入的研究。在国内外发表论文 200 余篇，主编 8 本精神病学专著并参加了多部精神科教科书和参考书的编写和翻译。

前言

初衷: 大约医学院念到四、五年级的时候,我开始进入彷徨期。倒不是发愁将来进入哪个临床科室,而是害怕自己不会看病。内、外、妇、儿,一节节课上下来,"病因,病理,发病机制,临床表现,诊断与鉴别诊断,治疗原则",貌似知道了不少,可是在见习中碰到了患者,总难把课本的一二三四,跟眼前的病例联系起来。这一彷徨的消解,自然与临床实习开始大量接触患者有关,但是在北大医院图书馆无意间借阅的一本书,也功不可没。这本书是一个临床疑难案例集,其中有一个案例,距今已有三十余年我仍然记得梗概:一个年轻女性,新婚不久怀孕,在产检时发现双肺粟粒状阴影,弥漫于肺野,同时有肝脾大,诊断为血行播散性肺结核,建议患者立即做人工流产,开始抗结核治疗。患者跟家属商量后,拒绝流产和抗结核治疗,但同意定期复查。当所有的医生都认为患者会每况愈下,最终不得不接受流产和入院抗结核治疗的时候,奇迹发生了。定期产检的患者,身体状况一次比一次好,低热消失,体重增加,肺部情况好转。至预产期顺产一健康男婴,而产妇的肺部状况则完全恢复了正常。这样的"反转"案例当然是少数,但是按照教科书来生病的患者其实也不多。当时我作为一个医学生,就曾经萌发过这样的念头:如果医学教科书,都以临床病例方式呈现,会不会效果更好?

回响: 进入北京医学院精神卫生研究所(现称北京大学精神卫生研究所)开启职业生涯后,接受的是"师父带徒弟"的培训模式。记得一位师兄带我采病史,家属刚说了句"他有自言自语",师兄马上叫停"打住打住,有没有认为有人要害他?"家属称"有",刚打算细说,又被师兄叫停"有没有认为电视报纸在议论他?"查患者也如法炮制,患者刚讲听见有人在耳边讲话,对他的一举一动指指点点,师兄马上跳到下一个问题。事后师兄向我分享心得：如果把病史问全了，精神检查查个遍，既浪费时间，写病历也费事。只要问够了符合精神分裂症诊断标准的条目，诊断就可以下了，再问其他都是多余。这种菜单式的病史采集和精神检查在DSM-Ⅳ问世后，以定式病历的形式达到顶峰。这也是教科书式看病的具体体现：以诊断标准作为模板，以真实患者作为素材，只要有一部分能套进模板，就尘埃落定，不计其余。诊断如此，治疗犹是。把患者匆匆忙忙地安进一个诊断名目后，再按"君臣佐使"开上各类精神药物，其实仔细看看，这一堆药物"不君不臣不佐不使"。

好在我职业生涯的初期，带教的不仅仅是这位师兄，还有我的两位病房主任罗和春教授和舒良教授，以及两位主治医师陈爱琴医生和田运华医生。他们都是跟患者交流的高手，也不太吝惜时间和精力。在跟着几位老师学习的过程中，我逐渐体会到了临床中重视"这一个"患者的重要性。诚然，这个患者可以归入某一诊断类别，但是与同一诊断类别的其他患者有何不同，是这些老师们着力挖掘的。而对"这一个"患者的关注，才体现了临床医学独特的魅力。

等到我开始带教的时候，一直想把这种"这一个"的特色发挥到极致。然而效果并不好，学生们会认为这是一个独特的案例，各种机缘巧合，成了现在这个样子。有趣归有趣，但是无法照搬到下一个患者身上。还是教科书说得简单明了，以不变应万变。我体会，教科书中所谓的诊断标准，是从成百上千患者中提炼出的共性，而当我们拿这些共性去比照一个一个真实患者时，不单要看到其身上的共性，还要看到共性之外的个性。共性帮我们总结过往，个性帮我们预测未来。

酝酿： 2001 年，北京医科大学与北京大学在合校后发起医学教材的改革。我的导师沈渔邨教授牵头作《精神病学》的主编，我做副主编，并联系了全国的同道。一众人马当时也算是风华正茂：方贻儒、唐宏宇、何燕玲、汪向东、孙学礼、郝伟、李冰、刘铁榜、赵旭东、许秀峰、王玉凤、刘婧、王希林、张鸿燕、姚贵忠等。在编委会交流各地的精神病学教学经验时，连一向对北医自视甚高的沈大夫，都察觉到我们与全国同行的差距。这反而让我们在设计这本教材的总体框架时，少了一些羁绊。这一版《精神病学》做了一些改革，第一是调整了章节顺序，将综合医院更为常见的精神障碍放在前面，而少见的重性精神障碍的分量有所减少。第二是强调了临床案例学习，各论的每个章节，都附有一个典型案例。第三是增加了一些内容，如性相关的问题、进食障碍和精神障碍的预防与精神健康促进。我不能自夸这本《精神病学》对精神病学领域的教材带来了什么"革命性"影响，但是出版后确实收获不少好评，随后不少医学院校的精神病学教材，多多少少都带有这本书的烙印。但精神病学教材，特别是针对医学生的，无论是针对五年制，还是七年制、八年制的教学，在规制上都难脱窠臼。我之后又主编或参编了不少教材、参考书，知道编者其实自由发挥的空间有限。

试水：做医生真的是一个终身学习的职业。所谓终身学习，不仅是要不断学习本专业中涌现出的新知识、新技能，还要对临床医学本身的性质和规律，有一个不断认识的过程。张孝骞教授到了八十岁，还说做临床是"如临深渊，如履薄冰"，这种对自然规律的敬畏之心和对患者的负责态度，是一个医生必备的素质。这也是我在主编这本书时的思想基调。

老年期的精神疾病，也是"生物－心理－社会"因素综合作用的结果。我常用几个"环境"来形容三者的关系：①微环境以生物因素为主导。老年人不单面临着老化带来的一系列生理改变，其精神疾病的遗传负荷在安然度过青年期和中年期后，依然会在老年期"兴风作浪"。而在这一时期独特的理化影响因素如头部外伤、躯体疾病、营养状况、所服用的药物和保健品，等等，都会影响到大脑的内稳态，从而影响中枢神经系统的功能。②小环境以心理因素为主导。老年期精神疾病的发生发展，固然与发病前后的心理因素关系密切。但是老年人本身就像一张黑胶唱片，从曲目开始唱针所留下的痕迹，会一直保留到临近曲终。童年、青年及中年生活中所遇到的各种心理应激，以及逐渐形成的应对技巧，都会影响老年期对应激的反应模式。而老年人的心理复原力或心理弹性（psychological resilience）和多年来累积的社会支持，则是我们可以用来临床干预和长期康复的宝贵资源。③大环境以社会因素为主导。绝大部分老年精神科医生都比服务对象年轻，所以建议老年精神科医生去读一读历史，了解中国在过去七八十年都发生过什么。读史当然可以读编年史，但编年史的弊处是藏在文字里的血泪和欢笑是看不到的。一个补充是了解家史，自己家的，别人写的。而历史就是这样一个一个普通人的生活史构成的。社会环境对老年人的价值观、生活方式和心理特征的塑性是十分强烈的。如果不把老年人的心理轨迹放到社会历史的大背景下去考量，我们也很难对老年人的疾病行为理解得通透。

本着这样的想法，我们开始这本《从经典案例学习老年精神病学》的编著。所有的案例均来自真实病例，为了教学需要可能有所剪裁。案例分析中，并没有在相关疾病的诊疗知识上花太多笔墨，而是抓住几个教学点，做比较深入的讲解。我们想尽力还原的，不是老年精神病学的课程讲授，而是针对某一案例中特定的临床问题，所做的教学查房。这样读者从中学到的，不仅是知识，还有分析临床案例的思路。做一个好的老年精神科医生，不仅需要完成规范的精神科培训，还需要掌握一定的神经科、老年科知识，因此这本案例集中收录了相当多的神经精神科案例，也有会诊联络精神病学的案例。我们也希望，这本书，不仅能够对接受老年精神科专业培训的专培生、刚开始职业生涯的老年精神科医生作为参考书，也希望能够对神经科、老年科医生临床实践有帮助。

致谢： 从动笔到成稿的两年中，感谢吴娟娟医生在北大六院研修期间对住院病历的整理。感谢所有编委对本书的贡献，他们都抱怨写这样的案例比写论文都难，我也有同感。感谢蒲城城医生作为编委和学术秘书对书稿的成文和统稿所做的工作，感谢周永涛医生对文稿最后的加工整理。最后要感谢这些案例中的主角，他们以自己的病痛，为老年精神科医生的成长，做了铺垫。

2022 年 9 月 15 日

目录

第一章　谵妄

案例 1　老年期不典型的谵妄

孙新宇

一、案例介绍

（一）案例 A

85 岁男性，已婚，小学毕业，汉族，退休职工。因言语行为紊乱 1 周入院治疗。2018 年 9 月 28 日，患者无明显原因出现情绪不稳，莫名地将家里东西扔到外面，又从外面捡了废弃的纸盒、杯子回家。10 月 2 日患者外出未归，晚上家属在家附近发现患者抱了一堆别人的衣服站在路边。回家后患者语无伦次，自诉找不到家了。问其为何外出，患者诉去外面洗衣服了。其后几天，家人发现患者很少说话，问他事情时也不能理解，有时又大发脾气，不主动吃饭，要反复劝说及督促，生活需他人照料，与之前差异很大。10 月 5 日下午患者拿着菜刀在自己家楼门前挥舞，大吵大闹，遂联系"120"当晚 10 点急收入院。

2013 年和 2014 年患者曾在综合医院因"脑梗死"住院，具体不详。2016 年患者在一次醉酒后住院，发现"心脏有问题"，医生建议行冠状动脉造影检查但因故未查。个人史无特殊，否认烟酒嗜好。精神疾病家族史阴性。

【体格检查】

体温 36.4℃，脉搏 82 次 /min，呼吸 20 次 /min，血压 130/80mmHg。形体消瘦，全口牙齿缺失，双手及腕部散在瘀斑，右手可见一大小约 3cm×4cm 皮肤破溃。呼吸快，口唇发绀。心肺腹检查未见明显异常，神经系统检查未见异常。

【精神检查】

接触被动，时间定向力及空间定向力均差，易激惹，行为冲动，不合作，予保护性约束于床。交谈时合作性差，问话多答忘记了，多问几句则表现不耐烦。入院时穿着女士内衣和弹力裤，个人卫生差。

【辅助检查】

心电图检查示心率82次/min，窦性心律伴融合波，不排除前间壁心肌梗死，侧壁心肌损伤性改变，QT间期延长（患者检查时很不合作，双手无目的抓东西，在四肢约束下行心电图检查，故心电图基线不稳）。快速血糖6.0mmol/L，C-反应蛋白45mg/L，血常规示白细胞8.66×10^{12}/L，中性粒细胞百分比89.9%，淋巴细胞百分比4.6%，血红蛋白110g/L，BNP 2 522pg/ml（高于正常），CKMB正常，cTnl（肌钙蛋白）正常，Myo（肌红蛋白）93.7ng/ml（高于正常）。

【治疗经过】

入院后因患者在院外进食差，营养不良，予支持治疗，慢速输液5%糖盐水500ml，同时予吸氧，保护性约束于床。患者无咳嗽咳痰等症状，暂未予抗生素。当晚躁动明显，予以氟哌啶醇2.5mg肌内注射。

入院第二天（10月6日）：体温36.8℃，脉搏80次/min，呼吸20次/min，血压130/80mmHg。右手皮肤破溃已消毒包扎，无明显感染征象。精神检查：时间定向力差，人物及空间定向力欠佳。被动接触差，欠合作，未引出幻觉妄想，被问及"谁送来的？怎么来的？从哪儿来的？"时，患者均答不知道，近事记忆差，情绪不稳定，易激惹，行为动作无目的，言语及行为显幼稚，乱扔东西，乱穿衣服，打护工。白天多睡，晚上躁动不安。心电图检查示心率58次/min，左心室肥大伴复极化异常，不排除前间壁心肌梗死，为异常心电图。因患者不合作，心电图图形基线很不稳。腹部超声检查示脂肪肝。继续氟哌啶醇注射2.5mg/d治疗，同时予静脉输液支持治疗。

入院第三天（10月7日）：晨起护工扶其在楼道里散步，走到饮水桶旁时，患者突然将水桶用力往下拉，差点将水桶拉倒。时间、空间、人物定向力差，情绪不稳，摔东西，夜间睡眠较前改善。

入院第四天（10月8日）：患者被动接触，能简单交流，较切题。近事记忆差，情绪较前平稳。夜眠可。停止氟哌啶醇肌内注射，换用奥氮平2.5mg晚间顿服。下午输液时不合作，予保护性约束2小时，期间出现血压上升至170/80mmHg，予卡托普利25mg口服。化验检查示BNP 2 473pg/ml（提示心衰可能性高），CKMB正常，cTnl（肌钙蛋白）正常，Myo（肌红蛋白）正常。

入院第五天（10月9日）：情绪较前稍稳定，易激惹有好转，对护理基本能合作。但不愿长时间输液，总要起来活动，走路不稳，咳嗽咳痰。患者夜眠好。心电图检查示心率65次/min，不排除异常心电图为前间壁心肌梗死。考虑存在心肌供血问题，予单硝酸异山梨酯及阿司匹林口服治疗。

入院第六天（10月10日）：心电图检查时合作，心率62次/min，心电图提示V_1、V_2、V_3导联ST段轻度上抬。故考虑心肌梗死可能性大。予银杏叶提取物（舒血宁）输注治疗。

入院第七天（10月11日）：心电图检查示心率75次/min，左心室肥大伴复极化异常，不排除前间壁心肌梗死，与前对比V_4、V_5导联T波低平。行走不稳，夜眠较差，白天睡眠较多。请心内科主任医师查房，考虑急性前间壁心肌梗死。

入院第十四天（10月18日）：心电图检查示心率57次/min，可能前间壁心肌梗死，与前对比V_3、V_4、V_5导联T波倒置。患者意识清晰，言语交流正常，情感协调，情绪稳定，睡眠及饮食可。

【案例特点】

案例A特点如下：①患者入院表现定向力不佳、情绪不稳、行为紊乱，且有晨轻暮重的特点。②入院时心电图检查不合作，可疑前间壁心肌梗死。动态监测心电图，心电图V_1、V_2、V_3出现一系列变化：入院时ST段抬高，之后出现病理性Q波，后T波倒置，结合肌红蛋白轻度升高，最终明确诊断为急性前间壁心肌梗死，该患者心肌梗死范围小，不除外梗塞后再灌注可能。③小剂量氟哌啶醇控制兴奋躁动，适当输液支持，改善心肌供血等治疗，治疗一周病情逐渐好转，两周精神状态恢复正常。

（二）案例 B

79 岁女性，已婚，中专文化，退休教师。因发作性情绪低落、躯体不适 19 年，再发加重 2 个月余入院治疗。

19 年前，患者无明显诱因出现心情差，高兴不起来，对任何事情都不感兴趣，不愿见人，经常感觉大便解不出来，曾来笔者所在医院就诊，考虑为"焦虑抑郁状态"，服用帕罗西汀、舒必利、劳拉西泮治疗（具体剂量不详）好转，半年后自行停药，正常生活。10 年前曾再发，症状表现类似，服用舍曲林、西酞普兰等治疗（具体剂量不详）好转并能坚持服药。

4 年前患者再次出现情绪差，有消极观念，并出现反应慢，刚说过的事就称记不得了，反复说自己脑子坏了，变傻了，西酞普兰治疗效果不满意，因睡眠不好自行将既往服用的艾司唑仑改为氯硝西泮，在西酞普兰 40mg/d 基础上加用氟哌噻吨美利曲辛片 1 片 /d，4 天后出现有时不认识丈夫、儿子和孙女，称"你是谁，从我家出去"，收入院治疗考虑"谵妄""复发性抑郁障碍"诊断，检查发现甲状腺功能亢进。减少优甲乐用量、促脑代谢及抗抑郁治疗 10 余天好转出院，后精神状态恢复正常，记忆力和反应慢改善，生活如常，3 年后自行停药。

3 个月前因新型冠状病毒肺炎疫情患者不能外出参加活动，渐出现情绪不好、心慌、紧张、腿抖、烦躁不安，经常在家走来走去。2 个月前医院就诊考虑"混合状态"，给予拉莫三嗪 50mg/d 和喹硫平 200mg/d 治疗，但病情无明显改善，并有反复诉述躯体不适，屁股疼，不能大便，烦躁不安，逐渐不能与他人有效交流，注意力不集中，生活需他人照料。此次病前无感冒、发热等表现。

【既往史】

30 年前诊断"甲状腺功能亢进"，20 年前予以 ^{131}I 治疗后出现"甲状腺功能减退"，一直服用优甲乐治疗。5 年前行胆囊切除术，术后恢复良好。否认高血压、糖尿病、冠心病病史。病前性格外向、开朗，否认烟酒嗜好。

【入院体检及实验室检查】

体温 36.4℃，脉搏 82 次 /min，呼吸 20 次 /min，血压 122/66mmHg。双下肢

压陷性水肿，余躯体及神经系统检查未见明显异常。血常规、电解质、血糖正常，大致正常心电图。

【精神检查】

接触被动，表情茫然，时间、地点、定向力不完整，称中午与丈夫和儿子吃过饭自己走来的，不知道这是医院，不知自己家在哪个小区，否认陪伴一旁的是自己的儿子。反复说自己大便不好，用双手推搡医生，并不停揉搓自己的衣角，告之医院名称以及医生的姓氏后不能重复，紧张不安，检查不合作。

【治疗经过】

入院第二天：患者接触欠佳，仍然不知道自己在什么地方，不认识主管医生，诉"好像见过"，也不能回忆晚上发生了什么事情。坐在桌边不停地用手撸头发，反复说"不对不对，我是个挺好的人"。继续询问患者不答，反复揉搓自己的肚子，但不能明确描述哪里不舒服。夜间患者多次起床，不知自己的房间也找不到厕所。血生化检查无明显异常，甲状腺功能检查 TSH 6.51μIU/L（正常参考值 0.49～4.91μIU/L），T_4 和 FT_4 略高于正常，余无明显异常。逐渐停用拉莫三嗪，喹硫平减至 50mg/d。

入院第三天：患者接触较前有好转，与检查者能有一些眼神交流。仍不记得主管医生的姓氏，也不知道为什么到医院来，只是反复说"你们让我回家吧，回家我就好了"，仍反复揉搓肚子，诉"没有大便，大不出来怎么办"。在病房不能安静，反复走，不与他人交流。加用艾司西酞普兰 2.5mg/d，喹硫平再减量至 25mg/d。

入院第七天：患者进食、睡眠明显好转，但仍显烦躁，情绪偏低，在病房里来回走动，见到医生诉"我没有错，我都糊涂了"。对来院及前两天发生的事不能回忆，但认识医生、护士和照看自己的护工，未引出幻觉及系统的妄想体验，对大便的担忧时有流露。

入院第十四天：患者接触较好，可以进行简单交流，称自己腿痛、肚子不舒服，吃饭睡觉还好，有一定情感交流，不放心老伴及孩子等。不能回忆刚入院时发生了什么，短时记忆力和计算力有下降。测查简易精神状态检查（MMSE），评分为 18 分。

【案例特点】

案例 B 特点如下：①患者为老年女性，既往有甲状腺功能减退病史，也有多次抑郁发作，曾经在 4 年前抑郁发作中有过一段时间合并谵妄。②此次入院前抑郁再发 3 个月，药物加量控制不佳，出现定向力不佳、焦虑不安、行为紊乱，并有夜间意识清晰程度下降、行为紊乱加重。除甲状腺功能略低外，余无重大躯体病史。③经加强支持治疗、促脑代谢治疗，减少原有抗精神病药及心境稳定剂用量，辅助小量抗焦虑抗抑郁药治疗后逐渐好转。④该患者原有抑郁障碍、焦虑特点突出、多种药物的合并使用、躯体疾病（甲低），以及高龄脑储备能力下降等共同构成此次谵妄发作的病理基础。谵妄过程恢复相对较慢，并可能残留一定认知功能损害，有必要随访之后认知功能变化，坚持躯体疾病和抑郁障碍的系统治疗。

二、案例分析

谵妄是老年期常见精神障碍之一，但很容易被漏诊和误诊，是老年精神科临床诊疗中的巨大挑战。上面两例谵妄病例具有谵妄的核心特征又具有很大迷惑性，以下将结合谵妄的一般特征和上述案例的不典型性来讨论。

（一）谵妄的核心特征

谵妄（delirium）是注意力和认知功能的急性损害，是一种急性的、短暂的、通常可逆的神经精神综合征。患者通常表现意识障碍和注意力损害，有知觉、思维、记忆、精神运动、情绪，以及睡眠 – 觉醒周期功能紊乱，通常急性起病，波动性病程，往往在夜间恶化。谵妄的临床特征表现为注意和意识障碍、认知损害和精神行为异常。

1. 注意和意识障碍　注意和意识障碍是谵妄的核心症状，患者对环境的感知清晰度下降，可从轻度混浊至浅昏迷转化，注意的指向、集中、维持和转换困难，检查可发现患者有随境转移或无法唤起注意，数字广度测验、划消测验等注意测查明显受损。

2. 认知损害　患者不能辨识周围环境、时间、人物甚至自我；记忆损害因谵妄程度不同有差异，即刻和短时记忆与注意损害关系较为密切；可以出现包括命名性失语、言语错乱、理解力受损、书写和找词困难等语言障碍，极端病例中可出现言语不连贯。

3. 其他精神行为症状　患者可有大量生动逼真、形象鲜明的错觉及幻觉，以视幻觉为主；妄想呈片段性、多变、不系统，被害妄想多见，可与幻觉等症状有关联；部分患者有接触性离题、病理性赘述等思维联想异常；情绪稳定性差，可有焦虑、淡漠、愤怒、烦躁不安、恐惧、激越等多种情绪反应，情绪转换没有明显关联性，不能自控；伴有紧张、兴奋、冲动等行为反应，震颤谵妄的患者可有震颤。部分患者幻觉及妄想不突出，表现为行为抑制、茫然淡漠、主动活动减少。睡眠 – 觉醒周期紊乱在谵妄患者中非常常见，白天打盹、夜间不眠，甚至24 小时睡眠觉醒周期瓦解。

老年期谵妄临床表现具有自身的特点，对准确识别有一定影响。这些特点突出体现在起病形式，意识障碍的不典型以及缓解缓慢等方面。如案例 A 患者以行为紊乱为首发表现，较之前正常行为差异很大，而且在相对长的时间里持续存在，仅从单一时点很难断定其行为异常是否来源于痴呆或其他精神障碍。案例 B 患者为抑郁患者，伴焦虑症状很常见，在这种背景上淡漠及注意力不集中很难识别。以行为活动减少、淡漠和觉醒不足为主要临床相的谵妄又是老年期谵妄较为常见的，应引起重视，这时需要关注不同时点意识状态的波动性变化。

（二）谵妄的病因认识

谵妄的发生是多种因素共同作用的结果，在一种或多种易感因素存在的情况下，脑功能储备下降，在促发因素影响下，急性发生的神经病理过程构成谵妄的病因学基础。谵妄的易感因素包括：高龄、认知功能损害、严重躯体疾病或脏器功能失代偿、视听障碍、营养不良、水电解质失衡、药物 / 酒精依赖等。谵妄的促发因素包括：手术、外伤、严重生活事件、疲劳、睡眠不足、外界刺激过少或过多、环境恐怖 / 陌生 / 单调、酒药戒断等。特别需要注意，某些治疗药物可成为谵妄发生的重要促发因素。在老年精神科住院期间新发的谵妄，促发因素多半是医源性的，不合理用药首当其冲。

案例 A 患者的谵妄与急性心肌梗死有关，一般老年人因基础储备较差，在相对较弱的诱发因素下就会失去平衡出现谵妄，有些老人或许因为见到许久未见的亲人和朋友非常兴奋之后就发生了谵妄，还有人因为腹泻导致电解质紊乱即出现谵妄。案例 B 患者是多种易感因素和诱发因素共同作用，其中包括高龄、甲状腺功能减低、焦虑抑郁、药物使用、认知储备差等，都需要剥茧抽丝地细致分析才能明确，病因的澄清对老年期谵妄的治疗选择意义重大。

（三）谵妄的诊断鉴别

谵妄诊断需要依据详尽的病史、完整的躯体检查包括神经系统检查、认真的精神检查及相关辅助检查，首先明确谵妄综合征诊断，同时全面分析，找寻可能的诱发和促发因素，形成病因学诊断。实验室检查、脑电图检查、脑影像检查，有助于明确脑部结构和病理损害基础，找寻病因。谵妄评估工具筛查可用于辅助诊断，常用评估工具有意识模糊评定法（Confusion Assessment Method，CAM）和用于重症监护室谵妄的评定（Confusion Assessment Method-ICU，CAM-ICU），以及 98 修订版谵妄评估量表（Delirium Rating Scale-Revised-98，DRS-R-98）等。诊断可以参考本章后附的 DSM-5 谵妄诊断标准。

老年期谵妄更加需要进行全面和细致的病史了解以及躯体检查、精神检查和实验室检查。案例 A 中患者之前有心梗病史，此次起病到就诊已长达一周时间，诊断中需要关注有无可能存在新近发生的心血管病，有无感染发热、腹泻呕吐等躯体状况的变化等，正如对心脏状况的排查一样，发现诱因是我们在临床确诊谵妄同时需要进行的重要工作。案例 B 影响因素更多，特别需要鉴别的就是患者既往有明确的焦虑抑郁病史，这种情况也会使患者的行为与之前差异很大，有些人与环境接触不良，应细致排查注意力特征以及意识清晰程度，密切观察进行纵向病程的追踪。

（四）谵妄的治疗处理

老年期谵妄一旦发生，治疗起来相对困难。对一些高危人群采取预防措施，可以显著减少谵妄发生的风险。采取定向指导、治疗认知损害、减少精神药物使用、增加活动、促进睡眠、保持营养以及水电平衡、提供视觉听觉辅助等措施，控制谵妄危险因素。建立老年健康咨询，有针对性的健康教育也会减少伴有躯体疾病老年患者谵妄的发生以及改善谵妄造成的功能损害。有研究支持对术后老年患者预防性使用右美托咪定，可以减少谵妄的发生。一般不建议预防性使用非典型抗精神病药物。

病因治疗是谵妄的根本性治疗措施。在支持治疗基础上，积极找寻素质性和诱发因素，针对这些因素采取处理措施非常重要，如电解质紊乱的纠正，感染性疾病的感染控制，药源性谵妄的药物减停等，并防止新的诱发因素出现。如果谵妄状态与心理社会因素有关，应去除心理及环境等因素，加强心理干预。

对谵妄还可以采取对症治疗措施。行为紊乱突出的活动增多型谵妄患者可应用抗精神病药改善谵妄症状。明显兴奋激越、睡眠周期紊乱或伴有精神病性症状的患者，抗精神病药物可以短暂使用，如喹硫平（12.5mg/d 起，一般不超过 200mg/d）或奥氮平（1.25mg/d 起，一般不超过 10mg/d），氯氮平因其较强的抗胆碱能作用不推荐使用。拒绝服药患者可以考虑奥氮平口崩片或利培酮口服液（0.5ml/d 起，一般不超过 2ml/d），对于明显激越的患者，可以采用氟哌啶醇肌内注射（1.5 ~ 10mg/d），但要注意防范尖端扭转性室速及锥体外系不良反应。癫痫发作相关的谵妄，要慎用抗精神病药物，以免增加癫痫发作的风险。酒精戒断的震颤谵妄时，苯二氮䓬类药物是标准治疗。活动减低型谵妄的治疗以病因和支持治疗为主。也有研究者报告静脉滴注纳洛酮对这一类患者有一定疗效。

在针对谵妄患者的照护中，应尽量保持周围环境安全，环境刺激最优化以及减少感觉障碍的不良影响，运用定向技术、给予情感支持，减少和防范伤害行为等都有助于谵妄的恢复。在治疗谵妄状态的同时，要向家属解释病情及性质、危险等，使家属能保持镇静情绪，更好地照顾患者，特别是保证患者安全，防止发生意外，鼓励患者在短暂的意识清晰期间进行适当的交流等。

从上述两个案例也可以看出病因治疗在老年期谵妄治疗处理中的重要性。如果案例 A 不能明确患者是谵妄，将其作为老年期精神病应用抗精神病药治疗，或以效果不好逐渐加量，患者的状况可能会逐渐加重，也可能因心脏情况恶化丧失生命。案例 B 也有类似风险，并且患者已不止一次在原有精神疾病复发时合并出现谵妄，更应特别注意基础精神疾病的随诊治疗以及认知功能的随访观察。

（五）谵妄的预后

谵妄可发生于任何年龄，发病率从 3% 到 42% 不等，患病率从 5% 到 44% 不等，随年龄增加而增高，谵妄尤其多见于老年人群和伴有严重躯体疾病的患者。在 ICU 中 > 65 岁伴内科疾病或手术后的患者谵妄高达 70% ~ 87%。"脑储备"减低的人也较容易出现，尤其是既往已患痴呆的人群。多数谵妄的临床转归与病因相关，矫正或去除病因后，康复较快。老年人、患有痴呆或躯体疾病的人群预后较差，有报道显示发生过谵妄的患者在随后 3 个月的病死率为 25%，"活动低下"型患者的预后比"活动过度"型预后差。

上述两个病例均为高龄老人，在躯体疾病并非特别严重的情况下出现谵妄，一方面提示其之前易感因素存在，特别是脑储备较差，另外一方面也提示将来有进一步下降的可能，虽然近期预后尚可，远期预后不容乐观。

附 DSM-5 谵妄诊断要点：

A．注意（即指向、聚焦、维持和转移注意的能力减弱）和意识（对环境的定向减弱）障碍。

B．该障碍在较短的时间内发生（通常为数小时到数天），严重程度在 1 天内常有波动。

C．额外的认知障碍（如记忆力缺损，定向不良，语言、视空间能力下降，或知觉异常）。

D．诊断标准 A 和 C 中的障碍不能用其他先前存在的、已经确立的或正在进行的神经认知障碍更好解释，也不出现在觉醒水平严重减低的背景下，如昏迷。

E．病史、躯体检查或实验室检查发现的证据表明，该障碍是其他躯体疾病，物质中毒或戒断（即由于滥用毒品或药物），或接触毒素，或多种病因的直接生理性结果。

参考文献

1. 于欣. 老年精神病学［M］. 北京：北京大学医学出版社，2008.

2. 陆林. 沈渔邨精神病学［M］. 6 版. 北京：人民卫生出版社，2018.

3. 美国精神医学学会. 精神障碍诊断与统计手册［M］. 5 版. 张道龙，刘春宇，张小梅，等译. 北京：北京大学出版社，2015.

4. OH E S, FONG T G, HSHIEH T T, et al. Delirium in Older Persons: Advances in Diagnosis and Treatment[J]. JAMA The Journal of the American Medical Association, 2017, 318(12): 1161.

5. VLISIDES P, AVIDAN M. Recent Advances in Preventing and Managing Postoperative Delirium[J]. F1000 Research, 2019, 8: 607.

6. THOM R P, LEVY-CARRICK N C, BUI M, et al. Delirium[J]. American Journal of Psychiatry, 2019, 176(10): 785-793.

第二章　神经精神障碍

案例2　一例被诊断为抑郁的额颞叶痴呆

李涛

一、案例介绍

H女士，55岁，因情绪不稳，言行异常2年女儿带其就诊。

女儿发现最近2年以来，母亲变得话少，和别人交往也变少，有时和别人说话时答非所问，情绪不稳定，睡眠欠佳。H女士与丈夫关系一直不好，4年前丈夫查出肝癌，亲属嘱咐H女士多忍让丈夫，因此H女士经常压抑情绪，以微笑面对丈夫打骂。开始女儿以为母亲因照顾父亲劳累且压抑情绪导致，未予重视，后症状加重，当地医院多次就诊效果不佳而就诊笔者所在医院。

H女士为初中文化，毕业后至技校学习缝纫，在当地开一家裁缝店，手艺很好，有很多回头客。24岁结婚，夫妻关系欠佳，经常吵架甚至动手，但女儿觉得H女士还是很依赖丈夫。4年前，丈夫查出肝癌，脾气更差，此后患者压抑情绪。3年前，为多获得房产，二人办理离婚手续，但仍共同生活。同年H女士关掉裁缝店，专心照顾家务。最近2~3年来丈夫病情逐渐加重，多次住院。H女士平素性格开朗，热心肠，与妹妹、朋友、邻居关系都很好。无烟酒嗜好，无其他精神活性物质滥用史。既往曾发现高血压，目前未服药，血压正常；血脂高，服药治疗。

详细了解病史，2年前，患者妹夫去世，但患者对此事反应漠然，不去安慰原本关系亲密的妹妹，反推说自己要做棉裤，不参与丧葬活动，此后家人逐渐发现患者变得与以往不太一样，很少外出活动，在家里也变得懒动，不关心家务，多在家玩手机游戏、看视频。情绪不稳定，变得容易急躁，做事情没有耐心，稍有困难就生气，比如丈夫住院，让她去办住院手续，她就发脾气，和外孙抢手机，抢不到也发脾气，外孙问的问题她解释不清楚也和外孙发脾气，对女儿及外孙的关心变少。睡眠不好，半夜常醒。不像以前爱说话，别人和她聊天时，感觉患者注意力不集中，回答问题很简单，常常答非所问，"聊天聊不到一块儿，有时你问东，她答西"。有时表现缺乏礼仪，比如去熟人家串门，人家孩子正在学习，她却看吵闹的电视节目。反复上厕所小便，食欲较前明显增加，偏爱吃油腻肉类食物，正餐之间吃许多甜的零食水果，一年中体重增加 5kg 余。1 年前就诊精神病专科医院，行头颅 CT 检查未见明显异常，考虑"精神分裂症？抑郁？"，建议住院治疗，但因丈夫身体原因未住院。之后症状波动不稳，丈夫多次住院治疗，患者感到又慌又急，却无法胜任照护工作，多在丈夫病室内坐着，不与他人交流。3 个月前，患者行为越发异常，比如：患者听说萝卜有益身体健康，遂整日说"要吃萝卜，要吃萝卜"，半夜悄悄起床至厨房切萝卜，藏在衣袖里回屋，躲在被窝中吃，家属劝阻后尚能放还萝卜。上厕所次数逐步增加至每天数十次，家属劝阻几分钟后，又要上厕所。就诊当地精神病专科医院，诊断为"抑郁状态"，予以奥氮平 15mg/d、度洛西汀 120mg/d、佐匹克隆等药物治疗，效果差。上厕所次数仍非常频繁，综合性医院泌尿系统相关检查未见明显异常。2 个月前至当地精神病专科医院住院治疗，行头颅磁共振检查未见明显异常，诊断"抑郁状态"，予以奥氮平、度洛西汀、米氮平治疗，并行改良电休克治疗（MECT）8 次，效果欠佳，表情变得呆滞，情绪波动不稳，谈到丈夫、女儿会哭泣，生活能力下降，日常生活无法自理，但仍能打手机游戏，时常能赢。为进一步诊治就诊笔者所在医院。现服药物为度洛西汀 60mg/d、米氮平 30mg/d，奥氮平 5mg/d。

二、案例分析

H 女士是得了抑郁症吗？从病史来看，患者病前存在不良生活事件，夫妻关系不好导致长期慢性压力，出现症状前一两年经历丈夫患病、因房产需求离婚、结束谋生工作、丈夫多次住院等事件，病初表现话少、活动少，容易发脾气，对业余爱好、社交等缺乏兴趣，情绪不稳定，确需考虑抑郁障碍的可能。但在为 H 女士进行精神检查的过程中，她并没有表达不愉快和痛苦的体验，对于丈夫患病过程、目前状况及离婚、不工作等事情，没有显出适当的焦急与关切，并没有感受到当前生活中的困境，只是反复陈述"他得了肝癌，我把死了穿的衣服都给他做好了"，精力下降导致的易疲劳感并不突出，没有兴趣下降和乐趣不足的感受，而表现对周围环境中的人和事漠不关心。没有明显的悲观绝望。通过精神检查可以发现，H 女士在情感方面的损害是淡漠的表现。淡漠以动机缺乏或减退为核心表现，可以体现在行为、认知和情感三个维度。行为方面表现为有目的的行为丧失或减少，例如在日常生活、社交活动中无主动行为，也缺乏被动参与；认知方面表现为有目的的认知活动缺乏或减少，例如对周围人和事物缺乏兴趣，对自己通常的休闲活动和职业爱好也缺乏兴趣，不能主动关注新闻资讯、个人、家庭和社会事务；情感方面表现体验和表达情感的能力下降，对他人缺乏同情和共情。H 女士对妹夫去世反应漠然，对妹妹丧夫的伤痛不能给予关心和支持，而且对自己的女儿、外孙也不关心，可见其淡漠的情感维度表现突出。而且 H 女士活动减少，不主动做家务、不参与社交活动，对家庭事务并不关注，对目前生活中的困境漠不关心，亦存在行为和认知维度的损害。由此可见，H 女士淡漠表现明显，而不是抑郁，因此，H 女士目前并没有构成抑郁综合征的证据。

H 女士是患了精神分裂症吗？病史中 H 女士外在表现被动懒散，社交退缩，淡漠，并有异常行为和交流困难，外院曾怀疑精神分裂症的诊断。但精神检查中未查及任何形式的幻觉、妄想等精神病性症状，无思维形式或逻辑方面的异常，虽存在类似于精神分裂症阴性症状的表现，但并不似单纯型精神分裂症患者表现出明显的古怪行为、突出的孤僻退缩、情感淡漠和思维贫乏。对于 53 岁起病的晚发型精神分裂症来说，多以幻觉妄想等阳性症状为表现，很少以阴性症状为主要临床相。因此目前精神分裂症诊断证据不足。

H 女士到底出了什么问题？在与 H 女士交流的过程中发现认知功能损害是其目前精神功能损害中的主要问题。患者的交流困难并非来源于精神病性症状导致的不愿暴露，也并非来源于精神运动性迟滞导致的不能顺畅交流，更不是因医患关系未充分建立而有所保留，而是言语功能本身损害引起。患者言语流畅，无发音障碍和说话费力断续，但整体上言语表达空洞刻板，缺乏必要的修饰描述性词语，无明显语法错误，言语理解相对保留，对"把、被、比较"等语法句子的意思也能理解。言语功能测查方面，1 分钟内只能生成 4~5 个动物或水果；一般物品命名尚可，不常见物品命名困难；在文字图片匹配测验中显示存在词汇理解障碍；语义关联测验中显示工具性语义知识障碍；存在一定程度的失写；复述相对保留。执行功能损害，无法完成交替连线测验。抽象能力损害，威斯康星卡片分类测验显示逻辑分析与执行功能水平明显降低。记忆力方面，能够记得近期发生的事件，包括前一天发生过什么事情，医生问过哪些认知相关问题，什么样的医生在什么时候给自己做的检查等，能完成简单计算。视空间功能无明显损害。MMSE 评分 23 分，蒙特利尔认知评估量表（MoCA）得分为 13 分。日常生活功能受损明显。故考虑 H 女士目前处于痴呆状态。

痴呆是由大脑病变引起的综合征，临床特征为记忆、理解、判断、推理、计算和抽象思维等多种认知功能衰退，可伴有幻觉、妄想、行为紊乱和人格改变，严重影响患者的工作、生活和社交能力，意识一般无异常。目前临床上常用的痴呆诊断标准系统包括 ICD-10（1992 年）和 DSM-5（2013 年）。

ICD-10 痴呆诊断标准为：出现多种高级皮质功能的紊乱，包括记忆、思维、定向、理解、计算、学习能力、语言和判断功能，意识清晰，妨碍个人日常生活，上述症状和功能损害至少存在 6 个月。

DSM-5 使用神经认知障碍的术语，将神经认知障碍分为轻度神经认知障碍和重度神经认知障碍，重度神经认知障碍即痴呆，其诊断标准为：

A．存在一个或多个认知领域（复杂注意、执行功能、学习和记忆、语言、知觉运动、社会认知），与先前表现水平相比显著的认知下降，其证据来源于：①个体、知情人或临床工作者对认知功能显著下降的担心；②认知功能显著损害，最好能被标准化的神经心理测评证实，或者当其缺乏时，能被另一个量化的临床评估证实。

B．认知缺陷干扰了日常活动的独立性（即最低限度而言，日常生活中复杂的重要活动需要帮助，如支付账单或管理药物）。

C．认知缺陷不仅仅发生在谵妄的背景下。

D．认知缺陷不能用其他精神障碍来更好地解释（例如重性抑郁障碍、精神分裂症）。

结合 H 女士表现，慢性持续性病程 2 年余，存在明确的言语、判断、执行功能和社会认知的损害，规范的精神检查及神经心理学测查证实上述多个认知领域的损害的存在，日常生活功能明显受损，无论 ICD-10 痴呆的诊断标准还是 DSM-5 重度神经认知障碍的诊断标准均符合。

血常规、尿常规、血生化、电解质、甲状腺功能、激素、血清叶酸、维生素 B_{12}

等实验室检查除发现血脂指标偏高外未见明显异常。梅毒及 HIV 抗体阴性。心电图下壁、前侧壁 T 波低平，无心动过缓或传导异常。脑电图正常范围。诱发电位彩色地形图显示对视觉刺激的脑神经反应减慢。

头颅 MRI 显示脑白质脱髓鞘变性，颞叶前部和额叶稍显萎缩，左侧为著（图 2–1）。

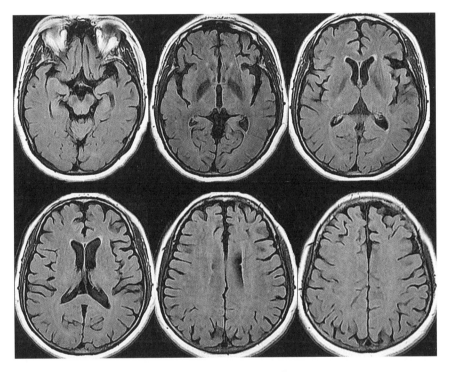

图 2–1　患者头颅 MRI 表现

进一步分析病史：H 女士在疾病早期主要表现淡漠和人格改变，逐渐出现言语交流的困难，明显的社交不适切行为，存在刻板行为以及食欲和进食行为的改变，认知功能方面以言语 / 语言功能与执行功能损害为主，情景记忆损害不突出，视空间功能相对保留，结合头颅 MRI 结果，诊断为额颞叶痴呆。治疗上逐渐减停奥氮平和米氮平，保留度洛西汀，合并美金刚 10mg/d。调整药物治疗期间，H 女士情况稍有好转，情绪变得稳定，反复上厕所次数明显减少，言语交流较前稍显顺畅，有时主动诉说一些简单需求，主动要求和病友玩麻将。同时给予家属支持，对家属进行疾病知识及照护技巧培训，相关风险（如脱抑制行为可能引发的社交危机等）防范，以及非药物干预的方法和可利用的资源。

额颞叶痴呆（frontotemporal dementia，FTD）这一术语包含一组神经变性疾病，以行为、执行功能或语言功能的进行性损害为特征。FTD 是神经变性病性痴呆中仅次于阿尔茨海默病（Alzheimer's disease，AD）和路易体痴呆（dementia with Lewy body，DLB）的第三种常见痴呆类型，是早发痴呆的最主要类型。因其突出的行为损害特征，非常类似多种精神障碍，因此在诊断方面存在一定困难。

FTD 分为三种临床变异型：行为变异型额颞叶痴呆（behavioural-variant FTD，bvFTD），早期出现行为和执行功能损害；非流利型原发性进行性失语，表现为口语、语法和词语输出的进行性损害；语义型原发性进行性失语，表现为进行性语义知识和命名障碍。

bvFTD 最突出的早期症状是人格改变、脱抑制和淡漠。行为脱抑制会导致愚蠢和社交不适切行为（如本例患者所表现出的去熟人家串门，人家孩子正在学习，她却看吵闹的电视节目），冲动和草率的行为（如鲁莽消费），犯罪行为（如偷窃、公共场所排尿、性骚扰或肇事逃逸），以及令人尴尬的人身攻击。脱抑制常导致财务决策失误，进而引发经济损失。淡漠表现为对工作、业余爱好、社交和个人卫生兴趣下降，可能被误认为抑郁，本案例患者 H 女士因其淡漠表现曾在两家精神科医院疑诊抑郁，给予过大剂量抗抑郁药物甚至电休克治疗，但效果不理想。bvFTD 患者对家人和朋友缺乏同情和共情，社交兴趣下降，对他人情感和需求的反应性下降。正如 H 女士在疾病早期即表现对孩子的关心变少，甚至对妹夫去世反应漠然，不去安慰原本关系亲密的妹妹，反推说自己要做棉裤，不参与丧葬活动。患者还会表现刻板行为，包括简单的重复动作，强迫性仪式行为。暴食、喜食甜食和饮酒增多、体重增加是 bvFTD 患者口欲增强的表现，本例患者也有此类表现。bvFTD 患者通常表现各种执行任务损害，早期视空间功能正常。对自己行为异常的自知力差。bvFTD 因其淡漠、情感退缩、重复强迫行为，以及可能出现妄想和欣快，是最容易被误诊为精神障碍（包括精神分裂症、抑郁障碍、双相障碍和强迫障碍）的类型。

语义变异型原发性进行性失语，又称语义性痴呆（semantic dementia，SD），指以语义性失语为特征的综合征。症状是由早期不对称性颞叶前部和杏仁核变性导致。语义缺失使得患者对人、地点和物品命名障碍，找词困难，单个词语的理解障碍，尤其是患者日常生活中不常用的词语。对名词的命名障碍重于对动词或代词的命名障碍。存在表层失读（可以按照发音来读词，但不能阅读拼写不规则的词）和失写。其他语言领域不受损，尤其是在疾病早期，患者保持语法正确和发音流利。当疾病从颞叶进展到眶额皮质，会出现行为改变，例如易激惹、情感退缩、失眠，以及进食行为改变，通常专注于一种特殊类型的食物；有时表现抑郁。本例患者存在轻度命名困难，在工具性语义知识和词汇理解方面存在一定困难，并有一定程度的失写，具有 SD 的特点，但其以非常突出的行为损害和人格改变起病，此并非 SD 的典型表现。

非流利型原发性进行性失语以说话缓慢、费力和断断续续，以及语法错误为特征。患者常出现发音错误；对复杂语法结构的句子可能理解困难，但能理解用简单句子表达的同一语义内容。在疾病早期，一些患者虽表现显著的口语缺陷，但书写不受损。单个词语理解和物品知识不受累，但可能表现轻度命名障碍。本患者不具备非流利型原发性进行性失语的表现。

综上，考虑 H 女士为 bvFTD 的可能性最大。在 FTD 的诊断和鉴别诊断中，影像学起到至关重要的作用。结构 MRI 和 CT 的特征性表现为额叶或颞叶前部的显著萎缩，额岛区域的萎缩尤其提示 FTD。FDG-PET 和 SPECT 显示这些区域的低代谢和低灌注。tau-PET 是非常有前景的影像学检查手段，有助于早期识别以 tau 病理为主的 FTD。淀粉样蛋白 PET 成像有助于与 AD 的鉴别。

目前尚无被批准用于 FTD 的治疗药物，现有治疗关注于对行为症状的管理。5- 羟色胺选择性重摄取抑制剂（serotonin-selective reuptake inhibitors，SSRIs）可以改善强迫、激越、攻击性、冲动性和异常进食行为的严重程度。低剂量抗精神病药物也可用于处理行为异常。胆碱酯酶抑制剂无效，还可能加重额颞叶痴呆的行为异常。美金刚治疗证据不充分。因此，非药物干预可能更加重要。一些在研的药物包括针对 tau 病理的抗体、tau 蛋白聚集抑制剂，以及针对颗粒蛋白前体的相关药物。

额颞叶痴呆，尤其是行为变异型，因其早期症状为人格改变、淡漠和行为异常，常常首诊于精神科，极易被误诊为精神障碍，精神科医生需要充分认识这一疾病，以期能够早期识别，早期给予规范管理，尽可能延缓疾病进展，提高患者和家属的生活质量。

参考文献

1. BANG J, SPINA S, MILLER B L. Non-Alzheimer's dementia 1 Frontotemporal dementia[J]. Lancet, 2015, 386(10004): 1672-1682.

2. 陆林. 沈渔邨精神病学［M］. 6 版，北京：人民卫生出版社，2018：712-716.

3. 田金洲. 中国痴呆诊疗指南（2017 年版）［M］. 北京：人民卫生出版社，2018.

4. ROBERT P, ONYIKE C U, LEENTJENS A F, et al. Proposed diagnostic criteria for apathy in Alzheimer's disease and other neuropsychiatric disorders[J]. Eur Psychiatry, 2009, 24(2): 98-104.

5. LANCTÔT K L, AGÜERA-ORTIZ L, BRODATY H, et al. Apathy associated with neurocognitive disorders: Recent progress and future directions[J]. Alzheimers Dement, 2017, 13(1): 84-100.

6. 美国精神医学学会. 精神障碍诊断与统计手册［M］. 5 版. 张道龙，刘春宇，张小梅，等译. 北京：北京大学出版社，2015.

7. 世界卫生组织. ICD-10 精神与行为障碍分类临床描述与诊断要点［M］. 范肖东，汪向东，于欣，等译. 北京：人民卫生出版社，1993.

8. MENDEZ M F, SHAPIRA J S, MCMURTRAY A, et al. Preliminary findings: behavioral worsening on donepezil in patients with frontotemporal dementia[J]. Am J Geriatr Psychiatry 2007, 15(1): 84-87.

案例3 丧偶后以抑郁为突出表现的早发型阿尔茨海默病

张楠

一、案例分析

　　L女士，55岁，从事行政管理。本科毕业。由女儿和弟弟陪伴来诊。半个月前因丈夫猝死后出现明显的情绪低落，经常哭泣，失眠。

　　半个月前丈夫突然离世后，L女士出现严重的悲伤情绪，跟家人和朋友见面或通电话时都会哭泣，十分懒散，不愿意出门，在家也不做任何家务，家里养的宠物狗也不去照顾，总是坐在椅子上发呆。睡眠也变得不如以前，躺在床上睡不着，夜里醒来的次数也比以前多。非常怀念丈夫，与别人聊起来，总会说到丈夫之前是如何宠她、如何照顾她。而对于丈夫的死，自己非常自责，因为既往身体康健的丈夫在家中突发心脏病倒地，而当时只有自己在场，却表现得手足无措，没有采取任何急救措施，甚至忘记了赶紧呼叫救护车。家人反映，因这段时间经常陪伴在身边，发现其记忆力下降明显。丈夫过世后有很多人过来看望或打电话来询问，可事后问起来都有谁来过，她都含糊其辞，不能准确地说出细节，解释说自己没心情说这些。为进一步查找记忆力减退的原因，并调整情绪和睡眠问题，在神经内科住院治疗。

　　收入院后医生单独与患者交谈，患者接触较为被动，对答基本切题，语言表达流畅，但思维固着于与哀伤有关的内容，经常提到丈夫的死，表现出内疚和悲伤的情绪。与其聊起在家的其他活动时，表示自己平时很少做家务，都是丈夫在做，所有的事都是丈夫包办，自己什么都不用管，原因是丈夫很爱自己、很宠自己，随即又开始怀念丈夫而哭泣。对于其他话题，患者表现得似乎不感兴趣，也没心情讨论。试图与其讨论更深层次的心理感受时，也只是重复说丈夫对自己有多好，思维内容单调，缺乏丰富性和深刻性。交谈中发现，患者的逻辑性好，但时间关联性差，对于丈夫过世后的比较重要事件发生的先后顺序有错乱。在大查房时，较多医生环立四周，患者显得较为敏感，说话前或过程中经常环视周围，观察其他人有何反应，对很多问题的回答都很遮掩，一再说自己是一个坚强的人，就是事情来得太突然，过段时间自己就能挺过来，不需要别人帮忙。

向女儿深入了解病史：10年前患者情绪就不稳定，有时发脾气，认为是"更年期"，生活也开始依赖丈夫，越来越不爱干家务，不自己做饭，领导渐察觉其不能胜任之前的工作，近两年只排简单的文案作业。1年前出现记忆力减退的情况，如女儿产后请月嫂来照顾，在跟月嫂聊天时曾重复问人家孩子的性别。每天反复下楼遛狗，最多可至7次。有一次外出吃饭，曾与家人走散，当家人打电话问起时，不能清楚地描述自己的具体位置。因做行政工作，以前特别注意自己的仪表，可是最近1年多，个人卫生都不太在意，有时不洗脸就出门。生活能力也变得更差，出去买菜都需要家人交待好买哪几种，不能独自做好安排。脾气暴躁、易怒，生气时砸东西，爱哭，总说以前的事，对任何事提不起兴趣。

患者没有明确的认知障碍或精神疾病家族史。

【多学科会诊意见】

精神科医生：患者自诉记忆差，交谈中医生反复提示让患者举例说明，但患者举不出实际事例，提示患者存在记忆力障碍和可疑的思维贫乏。但患者近期因亲人突然病故，在此应激状态下认知障碍可以加重，因此目前的测评结果并不能完全反映患者真实的认知水平。根据患者女儿报告，患者记忆力减退有1年左右时间，平时不能独自外出购物。但与患者交流时发现其对答切题，语言流畅性好，如欲诊断假性痴呆（心因性或抑郁性），必须要有明确的生活事件，或者患者处于抑郁发作。目前患者确实存在一定的抑郁情绪，并存在居丧相关的心理反应，可以部分解释目前的认知功能损害，但无法解释丧偶前一年的记忆和社会生活能力下降。需进一步追问病史，明确此次发病前患者有无其他应激事件或持久的情绪问题。

神经内科心身疾病专病医生：与医生交流时，患者注意对周围环境的观察，不愿过多表露自己的能力下降和负性情绪，显示出自尊心强、爱面子的个性特征，不同于典型的阿尔茨海默病，而是伴有较鲜明的性格及情感色彩，需了解患者的生活环境辅助疾病诊断。目前的测评提示患者存在认知功能的全面减退，可能与应激状态有关，且患者的配合度不够好，可于急性反应期过后再做评估。

神经内科认知障碍专病医生：患者认知障碍问题确实存在，病史提示患者于此次严重情绪问题出现前的很长时间已存在明确的记忆力减退，如反复问同一个问题。目前在交流时可发现尽管其语言表达较为流畅，但内容单调、贫乏，反复讲一件事，而且不能准确描述事件发生的时间关联。神经心理测评结果也提示患者词语和空间的学习能力、延迟回忆和再认均明显受损，提示存在不能被线索纠正的海马型遗忘，结合结构影像学右侧颞叶内侧有轻度萎缩，神经病理损害定位于颞叶内侧、颞顶叶联合区和额叶皮质。但值得注意的是，患者目前的认知状态可能受到了情绪的干扰，不能真实反映其认知损伤水平，给疾病学诊断带来了困难。而且，患者发病年龄早，认知障碍的进展速度似乎较慢，人多的时候刻意掩饰自己的不足，而单独交流时状态较好，表明其对周围环境具有一定的判断力，交谈时语言有逻辑。因此，到底是抑郁造成的"假性痴呆"，还是原有认知障碍在应激性事件下的突然加重，需要谨慎考虑，建议进行脑脊液或 PET 检查阿尔茨海默病的特异性生物标志物以明确诊断。

【辅助检查】

神经心理学测评结果显示患者存在多维度的认知功能受损（表 3–1）。在接受胆碱酯酶抑制剂（多奈哌齐从 5mg/d 滴定至 10mg/d）和 SSRI 类抗抑郁药（舍曲林 50mg/d）治疗 3 个月后，患者情绪低落和内疚感较前明显改善（HAMD 评分下降），日常生活能力有所改善（20 项 ADL 评分下降），认知功能略有改善（MMSE 评分升高）。但仍遗留显著的认知功能障碍，主要为学习和记忆力、语言流畅性、视空间、信息加工速度和执行功能等认知领域的受损。

表 3–1 神经心理学测评结果

测查领域	量表	结果 / 分	治疗后复查 / 分[*]
总体认知	MMSE	11	15
	MoCA	10	8
日常生活能力	20 项 ADL	34	28
情绪	HAMD	17	8
精神行为症状	NPI	10	9
记忆（词语）	AVLT- 学习总分	18	21
	AVLT- 延迟回忆	0	0
	AVLT- 再认	2	5

续表

测查领域	量表	结果 / 分	治疗后复查 / 分 *
记忆（空间）	BVMT- 学习总分	4	1
	BVMT- 延迟回忆	0	0
	BVMT- 再认	0	1
注意力和信息加工速度	DS- 顺背	7	10
	DS- 倒背	2	3
	SDMT	0	0
	TMT-A	150	150
执行功能	TMT-B	300	300
	Stroop- 色词	5	10
语言	BNT	29	29
	AFT	7	7
	COWAT	1.3	1
视空间	JLO	3	6

注：* 患者接受胆碱酯酶抑制剂（多奈哌齐 5mg/d 滴定至 10mg/d）和 SSRIs 抗抑郁药（舍曲林 50mg/d）治疗 3 个月。MMSE，简易精神状态检查；MoCA，蒙特利尔认知评估量表；ADL，日常生活活动能力评定量表；HAMD，汉密尔顿抑郁量表；NPI，神经精神量表；AVLT，听觉词语学习测验；BVMT，简易视觉记忆量表；DS，数字广度测验；SDMT，符号 – 数字替换测验；TMT，连线测验；BNT，Boston 命名测验；AFT，动物言语流畅性测验；COWAT，受控口头词语联想测试；JLO，线段方向判断测验。

结构影像学：患者头颅 MRI 扫描和 PET 显像可见不同程度的异常（图 3–1 至图 3–4）。

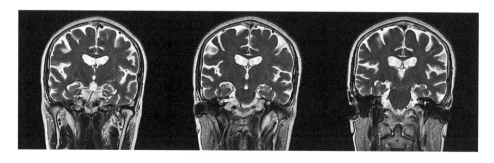

图 3–1　患者头颅 MRI 表现

注：头颅 MRI 冠状位扫描（T$_2$WI）可见右侧海马轻度萎缩。

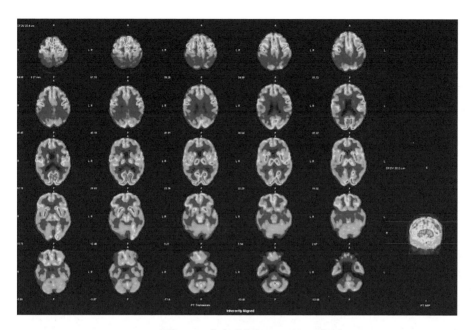

图 3-2 患者头颅 FDG-PET 表现

注：FDG-PET 显示双侧额叶外侧、双颞 – 顶叶联合区皮质、双后扣带回及楔前叶代谢减低。

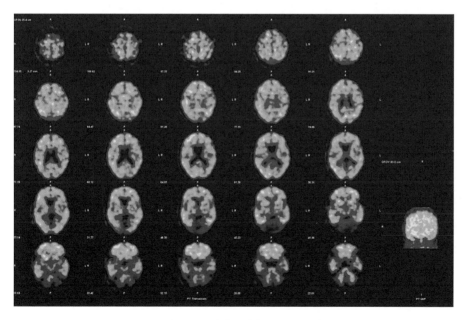

图 3-3 患者头颅 PiB-PET 表现

注：PiB-PET 显示皮质广泛摄取增加。

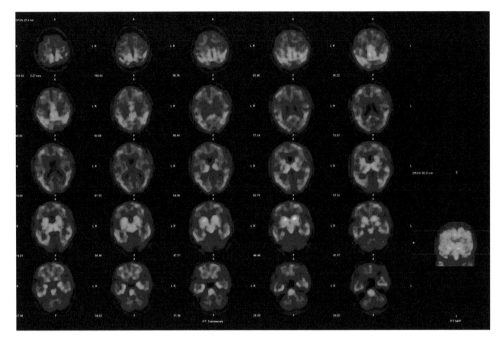

图 3-4　患者头颅 tau-PET 表现

注：tau-PET 显示双侧颞 – 顶联合区皮质、双侧后扣带回及楔前叶明显摄取增加

二、案例分析

学术界一直想要梳理出抑郁和痴呆的关系，目前看来，抑郁和痴呆至少是互为各自的危险因素。有超过 20% 的痴呆患者会出现抑郁综合征，而抑郁综合征通常还是痴呆早期甚至前驱期的主要表现。新近的纵向研究观察到，慢性或反复发作的中年期抑郁，并不增加痴呆的发病风险，而晚发的（60 岁以后）抑郁综合征人群具有较高的痴呆转化风险。老年期抑郁的发生，除了年龄相关的脑部病理生理过程，神经退行性变、炎症和脑血管病是促使其发生的重要因素，因此与痴呆具有共同的发病机制。遗传学研究也发现，与老年期抑郁相关的基因包括 *APOE* 和 *BDNF* 等，这些基因参与了髓鞘维持与修复、Aβ 代谢和神经可塑性的过程，大多也与阿尔茨海默病和脑血管病的发病有关。

阿尔茨海默病是最常见的导致中老年人痴呆的神经退行性疾病，记忆力减退是典型阿尔茨海默病早期最显著的临床表现，随着疾病的发展，语言理解和表达、空间定向和加工、注意力和执行功能等认知领域会全面衰退，并严重影响患者的工具性和基础日常生活能力，常常伴随妄想、幻觉、激越、易激惹、淡漠、行为异常、焦虑和抑郁等精神和行为问题。抑郁是早期较为常见的一个表现，很多患者都在一些生活事件后表现得更为明显。在 DSM-5 对重度神经认知障碍（DSM-Ⅳ中的名称为痴呆）的诊断标准中，强调了认知缺陷不能更好地用另一种精神障碍来解释（例如抑郁症、精神分裂症）。由此可见，抑郁的识别和判定对于痴呆的诊断和鉴别诊断至关重要。随着生物标志物研究取得的重大进展，阿尔茨海默病的诊断标准在近 10 年被不断更新。在最新的研究框架中，通过脑脊液和 PET 对 Aβ 和 tau 蛋白的检测成为了诊断阿尔茨海默病的必要条件，结构影像学所反映出的海马萎缩也能够提示神经元的损伤。尽管如此，生物标志物的检测目前在大多数医院是无法完成的，因此临床诊断仍要依赖于详细的病史采集、症状分析、体格检查、神经心理学评估和相关的辅助检查。在国际工作组 -2（International Working Group-2 criteria，IWG-2）的研究用诊断标准中，就强调了典型阿尔茨海默病要存在早期和显著的情景记忆障碍，也就是对于近期经历或发生的事情不能完整回忆，表现出海马型的遗忘综合征。抑郁症患者会表现出不同程度的认知功能损伤，各认知领域均可受损，以注意力、信息加工速度、执行功能、学习和记忆能力障碍为主，与其海马、额叶和皮质下灰质的结构和功能改变有关。这也提示临床医生要注意对抑郁患者记忆力障碍的深入分析，在测查中，词语学习测验是一种相对简便而实用的工具，特别是延迟回忆。

对老年人来说，抑郁是非常重要的提示中枢神经系统病变的危险信号，比如神经退行性疾病或脑血管病。而对于发病相对年轻或者在突发生活事件情况下出现的抑郁，往往会被医生忽视而"简单化"处理，其认知损伤也容易被解释为抑郁的伴随症状或者"假性痴呆"。临床中对于中年以后首次发病的抑郁综合征，要进行全面的神经心理学评估，关注其治疗前后的认知功能变化，特别是对于抗抑郁治疗后仍遗留严重认知障碍的患者，"假性痴呆"的诊断要格外小心，多学科联合诊治和密切随访对疾病诊断具有重要作用，在有条件的医院可进行必要的影像学检查和生物标志物检测。

参考文献

1. SINGH-MANOUX A, DUGRAVOT A, FOURNIER A, et al. Trajectories of Depressive Symptoms Before Diagnosis of Dementia: A 28-Year Follow-up Study[J]. Jama Psychiatry, 2017, 74(7): 712-718.

2. TSANG R S, MATHER K A, SACHDEV P S, et al. Systematic Review and Meta-Analysis of Genetic Studies of Late-Life Depression[J]. Neurosci Biobehav Rev, 2017, 75: 129-139.

3. JACK C R, BENNETT D A, BLENNOW K, et al. NIA-AA Research Framework: Toward a biological definition of Alzheimer's disease[J]. Alzheimers & Dementia, 2018, 14(4): 535-562.

4. DUBOIS B, FELDMAN H H, JACOVA C, et al. Advancing research diagnostic criteria for Alzheimer's disease: the IWG-2 criteria.[J]. Lancet Neurology, 2014, 13(6): 614-629.

案例 4 以记忆下降为首发症状的路易体痴呆

王华丽

一、案例介绍

Z 先生，80 岁。大学文化，与妻子同住。因"记忆力逐渐衰退 4 年，伴行走缓慢易跌倒、情绪紧张 1 年，视错觉 3 个月"于 2019 年来诊。

家人发觉患者自 2015 年左右逐渐出现记忆力衰退，转眼就忘，对生活影响不大，生活自理未出现困难。对以往感兴趣的事情依然很有兴趣，如收集邮票、钱币、摄影、养花，每天生活都很丰富，几乎不闲着。当时周围邻居和朋友中有好几个患"老年痴呆"的人，于是非常担心自己也会患痴呆。曾经到过其他医院就诊，未明确诊断，但给予"多奈哌齐 10mg/d"治疗。家人和患者都对诊断有疑惑，自行停药。

2017 年开始到记忆门诊咨询就诊。家属反映，患者数年前曾有睡眠过程中从床上掉下来、腿动、胳膊动的现象，家人并未在意，但已有 2 年无此现象，睡眠一直比较好。当日体格和神经系统检查未发现明显异常，精神检查过程中，患者表现接触好，对答切题，定向完整，短时记忆力欠佳，长期记忆尚可，计算力、理解力都正常，未见明显情绪低落。经过全套认知评估、头颅 MRI 检查以及血液学检查后，门诊考虑"多领域轻度认知损害"，建议认知训练。本次就诊后 1 个月左右，家属观察其情绪比较稳定，对记忆的问题似乎不太担心了，反应比以前快一些，打桥牌反应比以前好一些，自己怀疑以前的诊断"认知下降"是不是错了。又过了 2 个月左右，家人发觉其记忆力减退现象比较突出，有时找不到东西，不记得自己把东西放在哪里。对生活影响不大。依然能管理自己的退休工资和银行存折。除了每天担心自己的记忆状况以外，情绪总体比较平稳。

2018 年某一天患者独自外出，不慎摔倒，面部皮肤蹭伤，被路人发现，发现他比较迷糊，送到急救中心进行诊治，检查并未发现异常。患者醒后对摔倒以及被救治的过程不能回忆。摔倒前以及之后无恶心呕吐，无头痛，当时也无偏瘫。此后，患者走路小心翼翼，身子往前倾，步子小，行走缓慢，称"害怕摔跤"。门诊医生心理支持，并曾请精神运动康复专家对患者进行康复，发现患者对空间位置记忆能力减退，经过运动训练后，身体前倾有所缓解。但停止康复后不久患者又出现身体前倾，走路小心翼翼。

半年前家人发觉其走路还是小心翼翼，有时把周围的人记错，比如身边只有自己和妻子两个人，却说家里有三个人，以为儿子还在家里。此期间，患者经常便秘，服用"麻仁润肠丸"，效果不佳。患者逐渐变得比较焦虑，对自己的状况较关注，担心痴呆。渐渐地，患者出现天黑下楼时比较紧张。仍有时说家里有外人来。生活能力变化不大。

近两三个月来，家人发觉其经常反复说同一件事，反复和家人确认。经常把椅子上的衣服看成是个人，经自己确认后知道是自己看错了。顾虑多，总是需要老伴帮他确认。常常怀疑自己的能力。白天总觉得困倦，入睡比较快，但睡觉时始终保持一个姿势。走路怕摔跤，不敢单独出门。

患者原为设计师。年轻时曾是跳远运动员。现在每天和妻子一同外出锻炼，以快走为主。与妻子生活在一起，育一子一女，身体健康，家庭环境和条件较好。平素性格开朗、随和，做事认真，要求严格。否认吸烟饮酒史。其弟弟患"老年痴呆"，具体不详。

患"低密度脂蛋白偏高"数年，具体不详，服用他汀类药物治疗。否认高血压、糖尿病、脑卒中等病史。2012 年、2015 年曾发生房颤，自行复律。否认明确药物过敏史。

2015 年来多次复诊体格检查及神经系统检查均未发现明显异常。自 2018 年摔倒之后，患者身体略前倾，行走缓慢，步幅小，未见明显慌张步态。肌张力适中，肌力 5 级，未见明显震颤。

精神检查交谈过程中，患者意识清晰，对时间、地点和人物定向力基本准确。行为举止有礼，说话显得小心谨慎，简单交谈切题，有时重复问同样的问题，对自己的记忆特别担心，理解力尚可。

【辅助检查】

实验室检查：血常规、尿常规、血生化、甲状腺功能、贫血三项均未见明显异常。

认知检查：历次评估结果提示（表 4-1），患者存在多维度认知能力受损，在最早期即存在明显的持续注意力、注意力与警觉性损害，患者的短期和延迟记忆能力、言语流畅性、视空间功能、执行功能、情绪识别能力在病程中存在小幅度波动，信息处理速度呈逐渐下降趋势。

表 4-1　患者历次认知功能与生活能力评估结果

单位：分

评估项目	2017 年 6 月 7 日	2017 年 12 月 16 日	2018 年 8 月 22 日	2019 年 1 月 25 日
MMSE	24	25	22	25
失分条目				
定向力	—		—	−1
回忆力	−2		−3	−1
持续注意力和计算力	−3		−2	−3
语言能力与视空间	−1		−3	—
MoCA	24	26	18	20
失分条目				
视空间与执行功能	—		−4	−2
注意（100 连续减 7）	−1		−1	−1
语言	—		−2	−2
延迟回忆	−5		−5	−4
定向力	—		—	−1
注意与警觉性				
PASAT——正确数	35	35	8	13
PASAT——尝试数	39	46	25	22
信息处理速度				
数字广度——顺序	13	14	6	8
空间广度——顺行	11	10	—	10
Stroop——单词	98	92	80	80

续表

评估项目	2017 年 6 月 7 日	2017 年 12 月 16 日	2018 年 8 月 22 日	2019 年 1 月 25 日
Stroop——颜色	74	65	56	58
WAIS-Ⅲ 数字符号	34	37	29	28
数字划消 正确数	29	23	12	11
数字排序测验	4	4	2	3
词语学习与记忆				
记忆绑定测验延迟成对回忆（32）	—	25	15	16
HVLT 20 分钟延迟（12）	—	—	0	4
临床指向记忆	7	10	5	4
视觉学习与记忆				
简短视空间 -25 分钟延迟（12）	10	10	5	7
工作记忆				
数字广度测验——倒序	9	6	4	5
空间广度测验——逆行	7	10	—	3
执行功能				
Stroop——色 – 词	20	32	9	19
言语流畅性（动物）	17	11	22	12
社会认知				
眼区情绪识别任务	95	101	95	82
复杂眼区情绪				
情绪	18	22	11	14
性别	31	31	30	26
生活能力评估	20	20	25	26

头颅 MRI 检查：历年头颅 MRI 影像学检查显示，患者存在明显脑萎缩，双侧内颞叶萎缩评分均提示存在中重度萎缩。脑部有轻度脱髓鞘变性，白质高信号主要分布在脑室周围（图 4-1）。

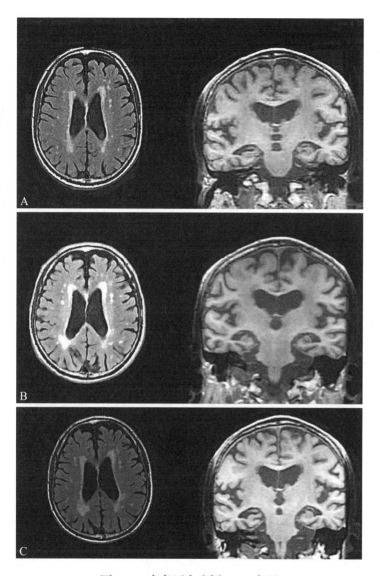

图 4-1 患者历次头颅 MRI 表现

注：A. 2017 年，左侧 MTA=2，右侧 MTA=3；B. 2018 年，双侧
MTA=3；C. 2019 年，双侧 MTA=3。

分子影像学检查：PiB-PET 成像（图 4-2）显示，该病例脑内双侧额叶、双
侧颞叶及右侧顶叶皮质放射性滞留，考虑 PiB 阳性显像。DAT-PET 成像（图
4-3）显示，该病例双侧壳核及尾状核多巴胺转运蛋白减少。

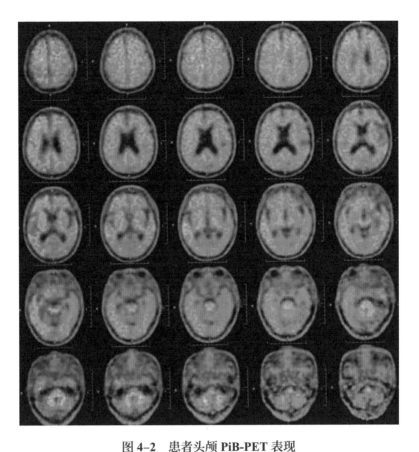

图 4-2　患者头颅 PiB-PET 表现

注：PiB-PET 成像显示双侧额叶、双侧颞叶及右侧顶叶皮质放射性滞留。

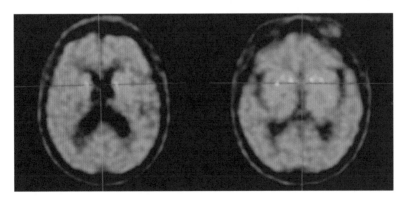

图 4-3　患者头颅 DAT-PET 表现

注：DAT-PE 成像显示双侧尾状核（左）和壳核（右）放射性分布明显减低。

【临床诊断】

很可能的路易体痴呆

【随访】

该病例临床选用多奈哌齐治疗，日剂量从 5mg 逐渐增至 10mg，未见明显药物副作用。患者及家属对药物治疗依从性较好。

此外，该患者坚持参加精神运动康复训练，以锻炼肢体平衡功能、空间定位能力以及精细运动和执行功能为主。康复师观察患者情绪稳定，对认知状况的担忧程度有所减轻；在规定时间内排列的多米诺骨牌数量明显增多，鼓励引导下行走时身体前倾现象明显改善。

家属观察，患者认知能力仍逐渐衰退，患者在与医生接触时远记忆尚好，举止有礼，近记忆力减退，有一两次重复问问题的情况。对环境理解能力尚可。仍存在视错觉。未见明显异常行为。愿意继续治疗，坚持康复训练。

二、案例分析

（一）临床特点分析

如图 4-4 所示，在长达两年（缓慢进展）的诊治过程中，我们发现，该病例的临床症状表现多样，既有患者及家属一直关注的认知问题，也有一些容易被忽视的症状，如视知觉异常、可疑睡眠行为障碍、姿势调节困难等帕金森样症状，患者还表现出便秘、晕厥等自主神经症状，有焦虑情绪、睡眠过多等不典型症状。同时，以 MoCA 测评表现为例（图 4-5），结合表 4-1，不难发现，患者早期即出现注意力和警觉性改变，其认知功能虽总体呈衰退趋势，但不同领域认知功能损害存在一定波动性。由此考虑，患者主要存在大脑皮质高级功能衰退，即认知障碍。因患者起病初期并无局灶性体征，疾病发展过程中逐渐出现帕金森样体征，提示以神经变性病可能性大。该患者近 1 年来生活能力逐渐受损，给家人及其本人带来一定困扰。依据 2017 年路易体痴呆（DLB）国际工作组会议制定的诊断标准，该病例存在 3 种核心症状［波动性认知功能障碍，伴有注意力和警觉性显著变化；快速眼动期（REM）睡眠行为障碍，可能在认知功能下降之

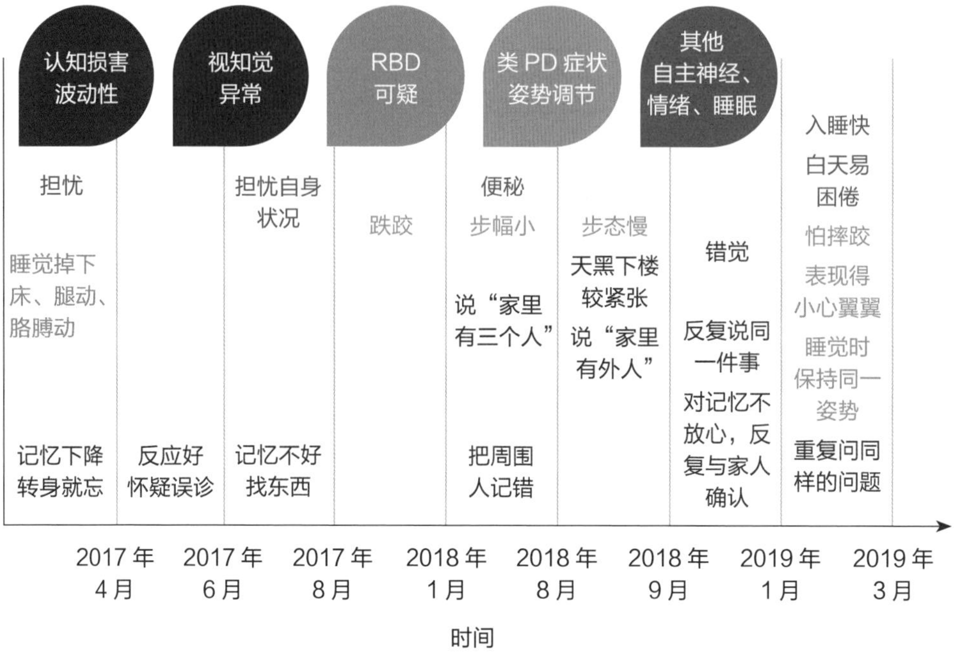

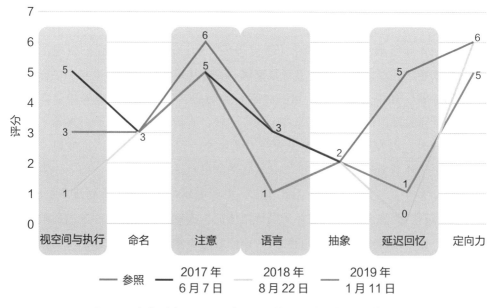

图 4-4 患者临床症状演变示意

图 4-5 患者历次 MoCA 测评呈现的不同认知领域损害特点

前出现；运动迟缓］，多种支持性症状（姿势不稳、晕厥或其他短暂性意识丧失、嗜睡、焦虑和抑郁），满足 DLB 诊断的必要条件，临床考虑为很可能的路易体痴呆。

路易体痴呆多发于老年期，占老年期痴呆的 15%~20%。其早期症状多种多样，如轻度认知损害、视幻觉、REM 睡眠行为障碍、运动障碍、谵妄、抑郁、严重自主神经功能紊乱等，临床上常被漏诊或误诊，不少病例需要多次长时间就诊后才被确诊。因此，科学理解早期症状对提高诊断准确性具有较重要的实践价值。

越来越多研究提示，注意力、视空间功能损害在 DLB 中更为常见。近期前驱期 DLB 诊断研究工作组（The Prodromal DLB Diagnostic Study Group）认为，DLB 前驱期与痴呆期的表现较相近，注意力 / 执行功能和视觉加工能力受损为主要，而其记忆和命名能力相对保存。Thomas Ala 等曾利用 MMSE 注意力、视空间和记忆力等条目评分建模提出 Ala 评分（即 Ala 评分 = 注意力评分 –（5/3）× 回忆评分 + 5 × 临摹图形评分），并在小样本研究中测试，发现 Ala 评分低于 5 分，则提示 DLB，其灵敏度约为 82%，特异度约为 81%。

对临床症状演变的研究发现，DLB 最初可能出现非认知症状，如视幻觉、抑郁、快速眼动期行为障碍（RBD）；有回顾性研究指出，约 1/8 的 DLB 患者在记忆下降前后曾出现视幻觉和 RBD；早期或前驱期痴呆的视幻觉对 DLB 的诊断可能具较高的临床特异性。病例对照研究发现，与 AD 相比，DLB 在被诊断之前有抑郁史或谵妄更常见；前瞻性研究发现 70%~90% 的 RBD 患者在 15 年内发生 DLB。

认知功能波动性这一核心症状往往很难客观评估，尤其是患者认知功能损害较明显时，其波动幅度可能较小，或者波动次数减少。在这种情况下，对患者进行长期随访则显得尤为必要。

（二）磁共振成像特征

研究认为，与 AD 相比较，DLB 患者内颞叶萎缩并不十分明显。该病例患者首次就诊时影像学检查就发现其内颞叶中重度萎缩，这与典型 DLB 的表现不同。然而，Harper 等（2016）的研究发现，内颞叶萎缩区分 AD 和 DLB 的准确性有限，其灵敏度仅为 64%，特异度仅 68%。Nedelska 等（2015）的研究提出，

DLB 患者若存在明显内颞叶萎缩，可能提示其合并 AD 样病理改变，从而可能导致临床结局衰退加快。可见，该病例仅靠 MRI 尚难以明确鉴别诊断，有必要进行生物标志物检测。

（三）生物标志物进展与应用

目前尚无血液学检测用于 DLB 生物学诊断。2017 年 DLB 研究用诊断标准提出，诊断 DLB 提示性生物标志物包括：通过 SPECT/PET 显示的基底节多巴胺转运体摄取下降；123I-MIBG 心肌扫描成像异常（摄取减低）；多导睡眠图证实快速眼动期肌肉弛缓消失。McKeith 等（2007）发现，DAT-PET 在区分 DLB 与 AD 时，灵敏度约 78%，特异度可高达 90%。近期 DLB 前驱期诊断标准提出，MCI 患者基底节区 DAT 摄取减少则高度提示其可能为前驱期 DLB，然而，若 DAT 摄取水平未见异常并不能排除前驱期 DLB。该例患者 DAT-PET 影像学检查发现双侧尾状核和壳核多巴胺转运蛋白减少，在很大程度上支持 DLB 诊断。

然而，本案例同期进行了淀粉样蛋白分子成像检查，发现脑内淀粉样蛋白阳性，提示脑内存在淀粉样蛋白病理改变。Petrou 等（2015）曾发现，约 50% DLB 患者 PiB 阳性。因此，PiB 阳性并不排除 DLB 诊断，也提示患者可能合并淀粉样蛋白病理改变。

结合本例患者病史中曾可疑出现 RBD，但近两三年家人未发现典型 RBD 表现，是否有必要进行多导睡眠记录（polysomnography，PSG）监测，值得商榷。

总之，结合临床表现的总体特征，以及现有辅助检查，提示诊断 DLB 可能性大。是否与 AD 混合存在，则值得继续观察患者转归。最终确诊有待病理检查。

（四）临床启发

路易体痴呆是较常见的一种神经认知障碍，但因其早期症状多样易被忽视，漏诊率和误诊率高。从该病例的症状演变和检查诊断决策过程分析，早期进行全面认知功能评估，密切观察病情的动态变化，及时总结患者症状的演变发展趋势，有利于做好临床诊断。此外，对于 DLB 等疾病的诊断，在有条件的情况下，选择合理的分子影像学检查，有利于提高诊断准确度，指导制定临床干预和管理方案。

参考文献

1. MCKEITH I G, FERMAN T J, THOMAS A J, et al. Research criteria for the diagnosis of prodromal dementia with Lewy bodies[J]. Neurology, 2020, 94(17): 10.

2. MCKEITH I G, BOEVE B F, DICKSON D W, et al. Diagnosis and management of dementia with Lewy bodies: Fourth consensus report of the DLB Consortium[J]. Neurology, 2017, 89(12): 88.

3. MUELLER C, BALLARD C, CORBETT A, et al. The prognosis of dementia with Lewy bodies[J]. Lancet Neurology, 2017, 16(5): 390-398.

4. THOMAS A J, TAYLOR J P, MCKEITH I, et al. Development of assessment toolkits for improving the diagnosis of the Lewy body dementias: feasibility study within the DIAMOND Lewy study[J]. International Journal of Geriatric Psychiatry, 2017, 32(12): 1280-1304.

案例 5　阿尔茨海默病患者的长期诊疗与照护

王华丽

一、案例介绍

S 女士，92 岁，大学文化，退休记者。儿媳为主要照护者。记忆力逐渐减退 15 年，伴生活能力下降 12 年。

曾为军队护士，受过很系统的礼仪培训。转业后一直担任某新闻社记者，对工作很认真，要求严格。病前性格开朗，诚恳待人。家庭条件好，丈夫是一名离休干部。有二子二女，均在同一城市生活。大儿子患"精神分裂症"多年，病情总体平稳。儿媳照顾老人的时间较多，虽不生活在一起，但儿媳经常驾车和丈夫一同看望老人，陪同老人到医院就诊等。平时还和一位表妹经常来往，两家住处相隔不远。

15 年前（77 岁时）家人发觉其反复找东西，怀疑东西被人偷了，如认为阿姨偷了指甲剪。记忆力差。经常发愁，心情不好。曾在综合医院就诊服用"氟西汀"，情绪有所改善。次年到专科医院就诊，MMSE 评分 27 分，临床记忆商评分 88 分，中下水平。焦虑和抑郁自评均正常。患"高血压"多年，服药基本稳定。否认脑血管疾病史。最初门诊考虑"轻度记忆障碍，偏执状态"，给予利培酮 1mg/d 药物治疗，服药 3 天后患者想事少了，不找东西，也想开了，表情自如。坚持服药约 6 个月后自行停药。停药后 1 个月左右患者又感到心情不好，无兴趣。称总发愁，活着没意思，想投湖自杀，记忆力下降明显。当时查头颅MRI，提示双侧多发腔隙性脑梗死，脑萎缩，服用文拉法辛 150mg/d，逐渐情绪好转，一直坚持服药治疗。

12 年前复诊时，家人汇报：觉得其情绪比较稳定，但记忆力下降越来越明显，每天能坚持散步、看报纸，也能做一些家务。于是由精神科专家门诊转诊至记忆门诊进行全面评估。此时家属补充病史，了解到患者辨认方位不如以前，已不放心让患者独自外出。查 MMSE 评分为 24 分，临床记忆商评分 56 分，均较

2年前明显下降。经实验室检查排除其他异常，头颅 MRI 检查发现"双侧海马结构萎缩"，故临床诊断考虑"早期阿尔茨海默病"。

同年起，患者参与一个国际多中心阿尔茨海默病（AD）临床新药试验，在药物试验期间，患者依从性好，儿媳和儿子每次都陪同患者到研究中心随访，直至10年前因临床试验终止而安排患者提前退出随访。此时，患者记忆力仍不好，但情绪比较平稳，较活跃，心情好，愿意说高兴的事情。交谈时可发现其复杂理解能力有些下降，问话稍微复杂一些，患者就转向儿媳希望得到帮助。穿着打扮讲究，每次出门都会主动挑选自己喜欢的衣服。患者退出临床新药试验后接受临床常规治疗，服用多奈哌齐 5mg/d，服药无明显不适，一直坚持服药。

半年后患者再次参加另一项 AD 临床新药试验，临床试验期间，除了接受试验药物，仍坚持服用多奈哌齐和文拉法辛。情绪一直保持平稳，能做些自己感兴趣的事情。家人陪同她参加 AD 医患家属联谊会，患者很高兴，感觉心情愉快。平时在家能绣花、画画。每天下午还能和家人玩牌，玩牌的时候有时判断不准确。慢慢地，家人发觉其记忆力越来越差，许多事情转眼就忘，家人每天都安排了一些事情让她做，不让她闲着，鼓励她绣花、画画。也让她参与照顾年迈的丈夫，帮着喂饭等简单任务。复杂的事情处理起来有困难，家人也就不让她做太多。此后近一年半的时间内，患者认知功能变化不大，MMSE 评分 24 分。

之后多年，家属都鼓励她积极参与社交活动，带她出门见亲戚，吃饭，在家看书、看报，也鼓励她看完报纸后和家人讨论，说说自己的看法。平时生活由保姆协助，儿子、儿媳每周至少看望她两次，几乎每天都通电话，发现患者的记忆力依然越来越差。

9年前患者丈夫因"短暂脑缺血发作"住院，丈夫住院期间，家人发觉患者有些担心，换个地方就感觉不适应，愿意在自己家住。平时在家还绣花，也把自己的绣品送给朋友。门诊随诊时和老人交谈，观察其情绪比较平稳，心情好，愿意交流。交谈过程中，遣词造句基本适切，举止有礼，衣着整洁。当年曾随家人到外地旅游，玩得很开心，旅游过程中画了好几幅画。患者对自己的状况始终比较满意，也愿意做疾病公众健康教育，还参加拍摄了公益宣传片。

6年前患者丈夫去世，患者总体上情绪平稳。但家人发觉其记忆力更加不好。4年前家人发现其经常分不清家属之间的关系，儿媳经常照顾她，却叫不出名字。此时儿子因病情复发住院，儿子主要疾病症状是"认为老人不是自己的生母，认为自己是名门之后"，患者由此表现紧张，活动比以前明显减少，很少做手工，生活能力下降明显，由保姆照顾，不知道管理自己的假牙，让保姆帮着洗假牙。门诊随诊时发现，患者能主动和医生打招呼，但语言障碍较明显，表现为找词困难，语句欠完整，提到儿子就露出担心的表情，对问题的理解能力明显下降。治疗方案中多奈哌齐逐渐增量至 7.5mg/d。生活主要由保姆和儿媳照顾。家属一直主张让她做些力所能及的事情，但后来患者经常流露出"自己岁数很大，应该享受"的意思，于是很多事情由保姆包办代替，家人建议其要自己做一些事情，她便埋怨家人不允许自己"享受"，之后，患者慢慢就变得越来越不主动（认知功能发展趋势见图 5-1）。1 年前患者进食越来越少，多次晕倒，住院检查曾发现"营养不良""电解质异常"等状况，躯体状况改善后，患者精神面貌好转后出院。

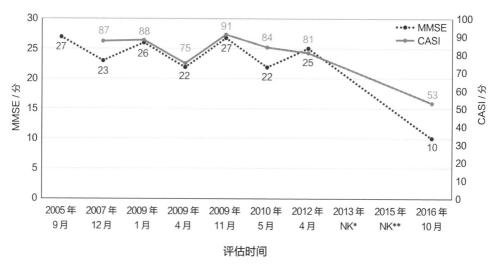

图 5-1　患者 2006—2016 年 MMSE 和 CASI 评分的变化趋势

注：MMSE，简易精神状态检查；CASI，老年人认知功能筛查量表。2013 年 NK*：2013 年患者丈夫去世；2015 年 NK**：2015 年患者儿子精神分裂症复发。

　　2019 年 8 月患者因"电解质水平异常"再次住院，经治疗后躯体状况基本稳定。当记忆门诊经治医生到病房看望患者时，患者非常开心，医生同患者开玩笑，患者笑得合不拢嘴，并双手合十表达谢意，也愿意和医生合影。随访过程中观察，患者的儿媳非常细心，对老人的照顾较全面，而且与保姆关系较好，也能主动把照顾过程中的注意事项告诉保姆。

二、案例分析

该案例长达 15 年的随访过程充分展示了认知障碍全程管理的工作内容，也体现了疾病早期识别和诊断、坚持治疗以及药物与非药物干预并重的管理理念。

（一）认知障碍早期识别

本案例最初表现除了轻度记忆下降之外，表现出较明显的偏执观念和抑郁焦虑情绪等非认知症状。随着精神药物对症治疗改善部分非认知症状，患者的认知问题暴露得更为突出。可见，充分认识精神行为症状在疾病早期的表现，在一定程度上也能有助于早期识别认知障碍。

越来越多的证据将老年人的精神行为症状描述为认知损害和沿神经退行性变谱系进展的早期标志。有研究发现，精神行为症状可能有助于识别无症状期的痴呆前期患者，存在精神行为异常的认知正常老年人发展为轻度认知损害或痴呆的可能性明显高于无精神行为异常的老年人。于是，研究者将发生于无认知症状或轻度认知损害（MCI）人群中的精神行为异常定义为轻度行为损害（mild behavioral impairment，MBI）。

2016 年国际阿尔茨海默病协会阿尔茨海默病研究与治疗促进工作组（Advance Alzheimer's Research and Treatment，ISTAART）提出了 MBI 的暂行诊断标准，旨在指导识别以行为损害为主要表现的痴呆风险人群。该标准强调：①症状主要表现为动机下降、情感不协调、冲动控制障碍、社会不适切性、异常知觉或思想内容，强调这些异常是获得性的改变，与个体既往长期行为模式相比出现变化，持续时间≥6 个月（连续或间歇出现），年龄≥50 岁；②行为问题足够严重影响到患者人际关系、社会功能、日常工作能力等的任何一个方面，而个体本身并不需要太多协助的情况下仍可独立生活；③行为变化不能由其疾病加以解释；④不符合痴呆诊断标准，但可以和 MCI 同时诊断。这一标准的提出对指导神经认知障碍的极早期识别具有重要意义。

（二）坚持"三管齐下"的干预措施

2006 年亚洲多个国家专家形成共识，认为认知障碍患者的治疗至少应该包括三个方面：为患者提供必要的药物治疗、为患者提供心理社会干预以及为家属提供支持和辅导。该患者和家属的依从性好，家庭支持网络强以及家庭氛围和周围环境较友好，使患者一直能够长期坚持胆碱酯酶抑制剂治疗，而且，家属在得到痴呆医患家属联谊会的支持后，尊重老人的兴趣爱好，为其提供适合的手工、娱乐、艺术等活动方式，并鼓励老人参与家庭讨论，激发老人的生活动力，在很大程度上对延缓病情的进展起到一定作用。

2013—2015年，患者经历丧偶、儿子精神疾病复发住院等生活事件，出现了明显的情绪波动，之后认知功能出现明显的滑坡，尤其是语言障碍较为明显，影响了患者与环境及家人的言语沟通，对其随后的生活质量产生一定影响。

此后，患者感到自己年迈要享受他人照顾，而逐渐减少参与家务活动，个人生活能力逐渐下降。实际上，家属对此问题的态度和老人存在不同观点。随访时对家属的访谈中，其儿媳指出"我们认为她还应该自己动手，能自己做的尽量自己做，可是，老人不愿意，反倒认为是家人不允许保姆照顾她"。家人出于尽量减少老人不愉快体验的考虑，于是也就放弃了执意让老人做简单家务的要求。在这一观念争锋的过程中，实际上很难评判对与错，照护决策是个较为复杂的过程，需要综合患者和环境的多种因素。在痴呆患者照护过程中，从老人的视角出发，尊重其意愿，保持其愉悦心情，是以人为本照护的核心。该例患者即使在疾病后期阶段，仍能用简单言语和情绪行为表达自己的愿望，家属在照护过程中也非常注重与患者的沟通，及时体会患者的需求，尽管存在冲突，最终选择尊重老人的意愿，让其心情愉快，使得患者不再出现其他严重的精神行为问题。他们真的可以称得上"聪明的照护者"。

（三）依据病情调整照护重点

本案例患者的全程管理过程也体现了不同阶段家属照护关注点各有侧重：早期阶段，家属更多时间帮助患者寻求诊断，及时治疗，并做好家中各种照护安排，同时，积极鼓励患者参与认知康复训练，以尽可能稳定认知功能，如图5-1所示2007—2009年处于平台期。随着认知功能逐渐衰退，中期阶段家属面临的照护压力逐渐增加，此时，为照护者提供辅导和干预支持，提高应对技巧，帮助家属减轻照护压力；同时要尽可能帮助患者维持独立的生活能力，通过多种非药物干预方法和心理社会支持减少精神行为症状的出现，如图5-1中2009—2013年的缓慢下降阶段。到了疾病晚期，患者认知功能下降更为明显，与他人的沟通交流明显受损，难以完整表达自己的想法，日常生活自理也出现明显困难，对他人照护的需求明显增加，甚至需要全天候照顾。这一阶段，关注生活照护，减少并发症就显得尤为重要。此外，纾解照护者压力，帮助照护者形成应对疾病晚期照护困难的策略，对提高患者及照护者的生活质量都具有重要的意义。

三、诊疗反思

（一）轻度认知损害阶段的管理

患者轻度认知损害（MCI）阶段合并较明显的情绪问题，最初选择老年精神科就诊，临床对其抑郁情绪的干预较及时。相较而言，对其轻度认知下降的关注主要通过临床随访进行观察，未予特殊干预。近 5 年来，国际上对 MCI 干预及痴呆预防越来越重视，尽管尚无药物有效减少轻度认知损害向痴呆的转化，但非药物干预的研究越来越多，尤其是认知训练。2019 年国内专家共识推荐 MCI 阶段可选用认知训练。音乐、运动等多感官训练可否改善 MCI 患者的认知能力，缓解其精神行为问题，这一方面研究证据尚不足。今后，临床诊断为 MCI 的患者可以考虑及时进行认知训练。

（二）患者诊疗方案的知情告知过程

患者对自己的病情和诊疗具有知情权，是临床诊疗的伦理学标准之一，认知障碍患者也不例外，尤其是疾病早期阶段。在 MCI 和轻度痴呆阶段，绝大多数患者都能理解通俗易懂的语言，此时，用简洁的语言与患者沟通病情，让其了解自己当前遇到的困难，疾病发生的可能机理，以及诊疗团队将从哪些方面给予帮助，仍是非常必要的。到了中重度阶段，大多数患者的理解能力明显减退，对自己的疾病变化也缺乏自知力，此时，与患者直接沟通病情和治疗方案会存在较大的困难，监护人则更多参与决策。尽管如此，也需通过非语言沟通了解患者的需求，要尊重其治疗意愿。这一过程尚需形成专家共识，仍需深入研究。近年来，如何做好痴呆患者的预嘱安排也是痴呆照护研究中的一大热点。

（三）抗痴呆药物的应用和长期使用

国内外多部痴呆诊疗指南都提出，只要诊断为阿尔茨海默病痴呆阶段，就应及时给予药物治疗，定期随访认知功能，为调整治疗提供客观依据。长期治疗也在一定程度上有利于维持患者远期结局，延迟送至养老机构的时间。至于在疾病后期，患者认知功能已全面衰退，如何用药及选择则需要综合多种因素（如服药安全性、药物治疗的潜在获益和风险权衡等）考虑，尤其需要家属和患者共同决策。尽管痴呆临床诊疗指南推荐多奈哌齐与美金刚合用治疗重度 AD 患者，但该患者病情较重时，结合患者的临床评估结果，与家属沟通，考虑多奈哌齐与美金刚多药合用的潜在获益评价可行性受限，而患者年事已高，各脏器功能可能逐渐衰竭，多药合用存在潜在的躯体风险，于是医患及家属形成共识，在监测不良反应的基础上，坚持多奈哌齐单药治疗。

参考文献

1. 王华丽，姚晓芳. 失智老人照护员：高级理论及技能［M］. 北京：华龄出版社，2018.

2. 洪立，王华丽. 聪明的照护者：痴呆家庭照护教练书［M］. 北京：北京大学医学出版社，2014.

3. 江述荣，李涛，张海峰，等. 痴呆心理社会干预质量指标的德尔菲法研究［J］. 中国心理卫生杂志，2018，32（5）：363-368.

4. WANG H, XIE H, QU Q, et al. The continuum of care for dementia: needs, resources and practice in China[J]. Journal of Global Health, 2019, 9(2): 020321.

案例 6 **以快速认知下降伴精神障碍就诊的肿瘤脑转移**

张楠

一、案例介绍

G 女士，55 岁，小学毕业。记忆力下降伴精神行为异常 1 个月余。

患者于 1 个多月前出现记忆力下降，以近事遗忘为著，进行性加重。记不住前一天发生的重要事件，甚至忘记刚说过的话和前一餐吃过的食物。出门买菜后找不到回家的路，以致家人不敢让其独自外出。与他人交谈时语速减慢，讲话迂回、费力，经常停顿，不能连贯地说较长的句子，有时听不懂家人的简单指令。日常生活能力下降，不能管理自己的钱财，不能安排家人的饮食起居，吃饭、穿衣和盥洗等活动尚可自理。伴有视幻觉和片段的被害妄想，例如经常说能看到隔壁住的"植物人"来找自己，吃饭时看到饭碗里有"猫头"和"猫爪"，偶尔说能听到镜子碎裂的声音，诉说有陌生人要来谋害自己，但讲不清具体是什么人和要采取什么措施。因此变得情绪紧张，有明显的恐惧感，需要有家人陪伴才安心。情绪不稳，时而欣快、情绪高涨，莫名其妙地哈哈大笑；时而易怒且暴躁，甚至出现打人等攻击行为。较以往固执，不听家人的劝说。有脱抑制的行为，如在家中当众随地大小便。发病初始曾在当地医院行头颅 MRI 检查，提示"两侧放射冠、基底节区、额颞叶可见多发缺血灶，脑萎缩"。后就诊于精神科，考虑为"抑郁障碍"，给予"奥沙西泮、阿立哌唑和米那普仑"等药物治疗，剂量不详。治疗后患者的精神病性症状较前有所好转，而认知障碍改善不明显，遂就诊于笔者所在医院。

【既往史】

发现肺部肿瘤 1 年，穿刺活检示"左肺腺癌"。全身骨显像示"骶骨、右侧股骨异常骨盐高代谢，提示骨转移"。诊断为：左肺腺癌（$T_4N_2M_1$，Ⅳ期）伴左肺门淋巴结转移、胸膜转移、骨转移。后给予靶向药物吉非替尼口服治疗。

【神经系统体格检查】

神志清楚，思维正常。不完全混合性失语，口语表达和理解、阅读和书写均有障碍。记忆力、定向力、注意力和计算力、判断力均差，失用，左右失认。视野粗测无缺损，双侧瞳孔左：右＝3mm：3mm，对光反射灵敏，眼球运动检查不能配合，咀嚼有力，双侧额纹对称，闭目有力，鼻唇沟对称，悬雍垂居中，咽反射正常存在，转颈、耸肩有力，伸舌居中。无明显肌肉萎缩，未见不自主运动，右上肢肌张力偏高，余肢体肌张力正常，四肢肌力正常，双上肢腱反射（＋），双下肢腱反射（+++），双下肢病理反射未引出，感觉系统检查、共济运动检查不配合，脑膜刺激征（－）。

【辅助检查】

实验室检查：血生化提示总胆固醇和低密度脂蛋白升高，肝功能、肾功能、电解质、心肌酶等均未见有临床意义的异常。甲状腺功能和相关抗体、叶酸、维生素 B_{12}、肝炎、梅毒和 HIV 等相关检查均未见异常。肿瘤标志物提示癌胚抗原（83.32ng/ml）升高，余指标正常。

电生理检查：脑电图提示较多散发及阵发 δ、θ 慢波。

神经心理学测评：总体认知功能下降（重度），记忆力、注意力和执行功能（空间加工）均存在障碍，日常生活能力减退明显，伴有明显的精神病性症状、激越、易激惹、焦虑、脱抑制行为和欣快等精神行为症状（表6-1）。

表6-1 神经心理学测评结果

量表	结果
MMSE	6分
HVLT-学习总分	3分
HVLT-延迟回忆	0分
HVLT-再认	0分
画钟测验	0分
DS-顺背	5分
DS-倒背	0分

续表

量表	结果
20 项 ADL	67 分
NPI	65 分

注：因 NPI 评估的是近 4 周的表现，因此为服用精神药品前后的综合评价。

结构影像学（图 6-1）：头颅 MRI"双侧大脑半球、小脑异常信号，不除外转移性病变"。头颅 MRI 增强（双倍剂量）提示"双侧大脑半球、小脑半球可见多发大小不等的结节样强化影，考虑转移瘤"。头颅 MRI 平扫（T_1WI）可见双侧大脑半球、小脑多发短 T_1 结节影。

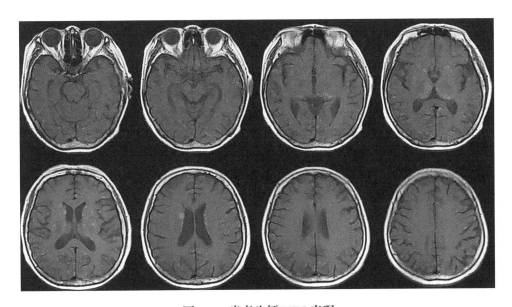

图 6-1　患者头颅 MRI 表现

【诊断】

肺癌脑转移

【治疗】

患者回当地医院肿瘤科行全脑放射治疗联合靶向药物（奥希替尼）治疗。3 个月后，患者精神症状明显好转，可与家人正常交流，可帮助家人做简单家务，如洗菜、扫地。情绪好转，无随地大小便等脱抑制行为。半年后，患者病逝。

二、案例分析

快速进展性痴呆一般是指认知损害及精神行为症状出现后在数周至数月，甚至数天内快速进展，达到了痴呆综合征的诊断标准。快速进展性痴呆的常见病因包括：①脑血管疾病，如急性脑梗死、脑淀粉样血管病；②感染性疾病，如病毒性脑炎、中枢神经系统梅毒或 HIV 感染；③中毒、代谢性疾病，如 Wernicke 脑病；④自身免疫性疾病，如桥本脑病、狼疮脑病、自身免疫性脑炎、中枢神经系统血管炎；⑤肿瘤，如转移瘤、原发性中枢神经系统淋巴瘤、血管内淋巴瘤、神经胶质瘤病；⑥医源性，如放射性脑病等；⑦神经变性病，如克-雅脑病、路易体痴呆、皮质基底节变性。由此可见，快速进展性痴呆的病因众多，且临床表现也较为复杂。但由于有些导致快速进展性痴呆的病因是可以治疗或控制的，因此迅速作出评估和准确诊断是至关重要的。

本例患者首发症状为记忆力下降，在 1 个月的时间内迅速进展，出现语言表达和理解、注意力和计算力、视空间功能和执行功能等多领域的损伤，严重影响到日常生活功能。同时伴有明显的精神病性症状、情绪障碍（易激惹和欣快）、攻击行为和脱抑制等精神行为症状。尽管常规检查未发现有临床意义的异常，且首次头颅 MRI 检查只提示内侧颞叶的萎缩，也不宜首先考虑阿尔茨海默病。因为本例患者有明确的肺癌病史，故首先要考虑脑转移的可能。应该有针对性地选择辅助检查以明确快速进展性痴呆的原因，如头颅 MRI 增强、副肿瘤相关抗体和脑电图等。根据中国肺癌脑转移诊治专家共识，头颅 MRI 对肺癌脑转移的诊断、疗效评价和随访均具有重要作用，应作为首选的影像学检查方法。此例患者复查的头颅 MRI 平扫所见的异常信号改变和增强扫描后所见的病灶强化均支持肺癌脑转移的诊断。

随着诊疗技术不断发展，肺癌患者生存期延长，转移的发生和诊断率也逐渐升高，而肺癌最常见的远处转移部位之一就是脑。有 20%~65% 的肺癌患者在病程中会发生脑转移，是脑转移性肿瘤中最常见的类型。肺癌脑转移患者预后差，自然平均生存时间仅 1~2 个月。肺癌脑转移的共性临床表现主要包括颅内压增高和特异性的局灶性症状和体征，但也有患者颅压增高和局灶性神经损害不突出，而以认知障碍和精神症状作为首发和突出的表现。因此，神经科和精神科医生在临床工作中对快速进展的认知和精神障碍，应仔细询问病史，并通过相应的检查排除脑转移瘤的可能。

参考文献

1. GESCHWIND M D, HAMAN A, MILLER B L. Rapidly Progressive Dementia[J]. Continuum Lifelong Learning in Neurology, 2016, 25(3): 783-807.

2. 中国痴呆与认知障碍诊治指南写作组，中国医师协会神经内科医师分会认知障碍疾病专业委员会. 2018 中国痴呆与认知障碍诊治指南（八）：快速进展性痴呆的诊断［J］. 中华医学杂志，2018，98（21）：1650-1652.

3. 石远凯，孙燕，于金明，等. 中国肺癌脑转移诊治专家共识（2017 年版）［J］. 中国肺癌杂志，2017，20（1）：1-13.

案例7　血管性痴呆伴有精神行为症状

王春雪

一、案例介绍

S女士，75岁。主因行走缓慢伴记忆力减退3年，加重伴焦虑情绪低落半年，行为异常3个月来诊。

3年前家属注意到患者行走缓慢，走路不抬脚，步幅小，曾有2次跌倒但未骨折。同时伴有记忆力减退，如经常找不到老花镜，吃饭忘记戴假牙，做饭有时候多次放盐，银行卡密码记不住。患者为此经常发脾气，并感到苦恼，担心以后发展成老年痴呆。曾有一次外出买菜时迷路，平时20分钟可以回家的路程，患者花了2个小时才找回来。患者不顾全家人的反对，经常在导购的游说下买昂贵的"健脑益智"保健品，为此经常和家人发生冲突。

近半年患者做家务明显吃力，家务由老伴和小时工承担。时感头晕乏力，血压血糖不稳定。血压波动180～110mmHg/110～60mmHg，空腹血糖4.1～12.5mmol/L。曾因头晕发生过摔倒、迷路，由此很少出门散步。经常担心有小偷入室，睡前要反复检查门窗多次。因尿频尿急尿失禁在社区医院诊断为"泌尿系感染"，每天反复上卫生间冲洗擦拭，用时在1个小时以上。因为记不住亲属名字，不愿意和亲戚朋友联系，性格变得孤僻。有时候记不住是否吃过药，打过胰岛素，导致药物漏服或者超量使用。3个月前因为购买保健品被诈骗损失钱财，情绪低落，自责，感觉自卑，暗自哭泣，担心以后生活没有钱养老。怀疑老伴不忠，理由是东西经常找不到，怀疑老伴送给了小时工，为此经常与老伴冲突，对老伴挑剔责备，限制老伴外出。反复给子女打电话告状，要求子女报警，拒绝小时工来服务，给老伴退休办公室工作人员打电话，"反映情况"。这些举动让老伴颜面扫地，痛苦不堪，以致严重影响了家庭关系和正常生活。

半年来患者入睡困难伴早醒。睡前和半夜经常感双下肢不适，麻木酸胀，烧灼感，活动后症状可以短暂改善，严重影响睡眠。睡眠中有鼾症和呼吸暂停。日间困倦，容易疲劳，经常打盹，日间的打盹和小睡每日有 4 ~ 5 次，每次持续 20 ~ 60 分钟不等。食欲差，进食少，体重下降 5kg。反复出现可疑头晕出汗心悸等低血糖症状。尿频，曾有尿失禁，经常便秘。

【既往史】

高血压 20 年，口服药物治疗（短效降压药及中药降压联合治疗），未规律监测，血压不稳定。10 年前曾有头外伤，一过性意识丧失，头皮裂伤缝合，颅内无明显损伤。糖尿病 10 年，口服药联合胰岛素治疗，未规律监测血糖，最低空腹血糖 4.1mmol/L，糖化血红蛋白 8.2%。8 年前诊断阻塞型睡眠呼吸暂停，未治疗。近 5 年发现听力减退，神经性耳聋。

【个人史】

大学文化，退休小学教师。适龄婚育，配偶体健。家庭和睦。性格内向，完美主义。兴趣爱好少。不擅社交。

【家族史】

父亲肺结核去世，母亲死因不详（老年时糊涂）。胞弟有糖尿病、高血压。

【体格检查】

一般情况可，自行步入诊室，超重（BMI 为 27.9kg/m^2）。坐位血压 150/90 mmHg，立位血压 160/85mmHg，心率 85 次 /min，律齐。接触被动。语速慢，语调低沉，构音可，听力差。理解力可，回答问题切题，行为得体，表情焦虑愁苦，小动作多，情绪低落，对未来老年生活悲观，反复强调损失养老积蓄，对不起子女，拖累家庭。近记忆力差，计算力差，定向力完整。未引出明显幻觉，可引出嫉妒妄想（抱怨配偶不忠，将财物送给他人）。未引出自杀观念。自知力缺乏。除听力略差外，余脑神经未见明显异常。四肢肌力 5 级，肌张力正常，四肢反射对称偏低，步速慢，步态可，转身动作协调，共济运动大致正常，Romberg 征闭目欠稳。后拉试验可疑（+），双下肢可疑袜套样感觉减退，病理征未引出。

【辅助检查】

头颅磁共振：脑白质病变（Fazekas 3 级），皮质及皮质下少量微出血，脑萎缩（颞叶内侧萎缩）明显，因缺乏冠状位未行 MTA 评分，见图 7-1 至图 7-4。血生化提示空腹血糖升高（9.4mmol/L），低密度脂蛋白胆固醇偏高（4.12mmol/L），甘油三酯偏高（3.5mg/dl），糖化血红蛋白偏高（8.2%）。MoCA 评分 20 分，MMSE 评分 24 分。HAMD-17 项评分 20 分，汉密尔顿焦虑量表（HAMA）评分 24 分。PSG 提示阻塞型睡眠呼吸暂停，呼

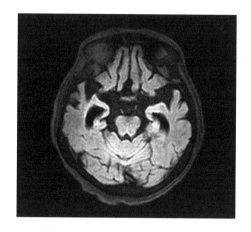

图 7-1　患者头颅 MRI T_1 序列
注：可见脑池增宽，双侧颞叶及颞叶内侧萎缩明显。

吸暂停低通气指数（apnea hypopnea index，AHI）20 次 /h，最低血氧饱和度 73%，最长呼吸暂停时间 45 秒。睡眠中周期性腿动指数 43 次 /h。

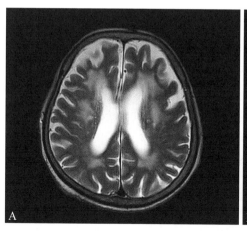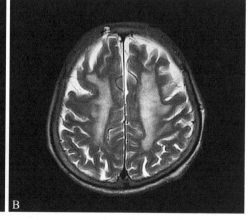

图 7-2　患者头颅 MRI T_2 序列
注：A. 可见脑室旁多发白质高信号（Fazekas 分级 3 级），融合成片，伴有皮质萎缩；
　　B. 可见皮质下广泛的白质高信号（Fazekas 分级 3 级），融合成片，伴有皮质萎缩。

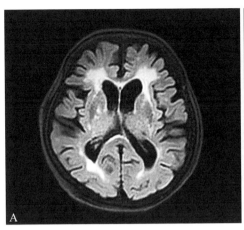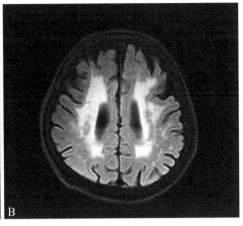

图 7-3　患者头颅 MRI flair 序列

注：A. 可见脑室旁多发融合成片的白质高信号（Fazekas 分级 3 级），伴有额叶颞叶皮质萎缩；
　　B. 可见脑室旁多发融合成片的白质高信号（Fazekas 分级 3 级），伴有皮质萎缩。

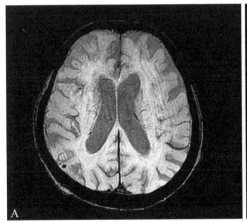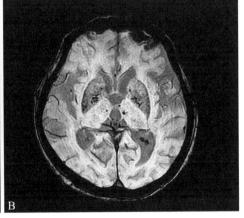

图 7-4　患者头颅 MRI SWI 序列

注：A. 可见右侧颞叶皮质点状微出血信号；B. 可见双侧丘脑散在点状微出血灶。

【诊断】

1. 痴呆伴精神行为异常

2. 脑小血管病（白质疏松伴多发微出血）

3. 脑萎缩

4. 焦虑抑郁状态

5. 阻塞型睡眠呼吸暂停（中度）

6. 不宁腿综合征伴周期性肢体运动障碍

7. 2 型糖尿病

8. 低血糖脑病及糖尿病周围神经病待除外

【治疗】

1. 均衡营养，控制体重，夜间侧卧睡眠，日间减少卧床，加强心理疏导，鼓励家属引导患者多参与户外活动和社交。

2. 适当运动，助行器辅助，预防跌倒和走失。

3. 监测血糖血压，建议停用胰岛素，改用口服药物降糖，减少低血糖风险。换用长效降压药物，减少血压波动。建议无创呼吸机治疗。抗栓降脂预防血栓事件。NMDA 受体拮抗剂及脑代谢促进剂改善认知功能，SSRIs 药物改善情绪。必要时予小剂量抗精神病药物改善精神病性症状。多巴胺激动剂改善不宁腿及周期性肢体运动障碍。

【转归】

治疗后症状略有好转，无低血糖发作。夜间睡眠有改善，日间嗜睡减少。激越冲动行为减少，情绪较前略稳定，食欲改善，体重轻度增加。记忆力仍差，生活自理需要他人协助。偶有妄想。鼾症如前但拒绝呼吸机治疗。目前入住养老机构，间断复诊。

二、案例分析

本例患者因为多种原因导致的认知功能下降，在此基础上出现的各种不恰当行为，成为家庭矛盾和冲突的重要导火索。老年期多种慢病患者的照料者角色常由家政服务人员承担，这些人员在医学常识和健康管理方面的知识和培训相对匮乏。有些家庭中，老年患者的照料是由配偶承担的，对于同样是老年人的照料者来说也是个不小的挑战：要求一位老人站在医学的高度包容理解另一位老人的挑战性甚至破坏性的言行，这显然是非常困难的。由此产生的各种认知误区，会造成人际关系的冲突和家庭氛围的破坏，这样对立的人际关系和生态环境又会加重患者各种精神行为异常的发生频率和强度，由此造成恶性循环。为了改善精神行为异常的症状，不可避免地会增加药物剂量和种类，因此也相应增加了药物治疗和多种药物配伍中不良反应发生的风险。医务人员和患者家属及照料者应在充分的健康教育和专业支持的基础上，形成稳固的治疗联盟，营造包容支持性的治疗环境，这是改善症状的基础。

本例患者临床中表现出来的焦虑抑郁情绪、行为异常及认知衰退，对于患者的生活质量有着显著的破坏作用，令患者的晚年生活陷入困境。一位退休前儒雅的教育工作者，却晚景凄凉，不禁令人感慨人在衰老和疾病面前的脆弱与无力。新近发表在 *JAMA Neurology* 上的一篇研究，追踪了将近 500 例患者，从年轻到晚年的人生过程。该研究提示如果把人生分成 3 个阶段，36 岁代表年轻的阶段，53 岁代表中年阶段，69 岁代表老年阶段。在年轻阶段和中年阶段多种危险因素如高血压、糖尿病、高血脂、吸烟、肥胖等因素未能得到妥善管理，这将显著增加中年期和老年期的大脑衰退和全脑容量缩小，白质病变增加，海马体积萎缩的风险，年轻时的总体健康状态，对老年期的生活质量有明确的预测价值。要求一位已经进入暮年特别是多重慢病缠身、缺乏改变动机的老人改变生活方式，显然困难重重。为了在老年期有更多机会保持大脑健康，从年轻时就应该严格管理各种公认的危险因素，保持健康的生活方式，为未来能有尊严的老年阶段的生活做好准备。

本例患者在疾病的高峰阶段呈现的精神行为异常，可以理解为是长期多种危险因素日积月累所致。从临床角度看起来该患者的临床过程更倾向 AD 的特征，而影像学的表现更支持小血管病相关的血管性痴呆（VaD），小血管病的影像学特征为白质高信号，微出血，脑萎缩等。尽管缺乏 Aβ-PET 等更加有病因诊断价值的影像学检查，目前的资料也符合学术界已达成共识的观点"纯的 AD 或者纯的 VaD 并不多见"。多数痴呆患者的病理改变存在 AD 和血管损害的两种混合性的病理特征。这种病理改变的复杂性有助于理解临床所见，患者常常表现出两种疾病的临床特征。本例患者血管性认知障碍的证据似乎更多，即存在高龄、高血压、糖尿病、高血脂、鼾症等常见的脑血管病的危险因素，同时影像学也表现出特征性的小血管病的特征。

在本例患者的病程进展过程中，不能排除另外一个对认知功能具有杀伤力的因素——反复低血糖。临床中这类因素在糖尿病患者中并不少见，特别是伴有认知障碍的患者在使用胰岛素治疗的过程中，低血糖风险显著增加。一方面血糖要达标，一方面降糖要安全。要想实现既安全又完美达标这一血糖控制的终极目标，对于有认知功能衰退的患者或者照料者能力有限的家庭来说是极具挑战性的。对于这位患者来说，尽量简化降糖治疗方案，在没有更安全的胰岛素使用和血糖监测的条件下，尽量将胰岛素治疗改为口服药物治疗应该是更安全的权宜之计。这样即使牺牲了部分血糖达标的益处，但也应该大幅度杜绝低血糖的风险。频发的低血糖事件，让人联想到血压的管理。这位患者在血压的管理过程中，是否有降压药物使用不当导致的经常性的低血压目前不得而知。尽管影像学缺乏颅内外血管影像的直接证据，但是对于老年患者伴有多重血管危险因素的个体，颅内外血管狭窄发生的概率极高。如果在间断低血糖、血管狭窄的背景下，再合并间断的低血压导致的低灌注，这对老化的大脑来说一定会导致更加严重的后果。加上各种情绪睡眠问题导致的食欲下降、营养摄入减少、体重减轻，势必会加重认知功能的损害。

此外，这位患者还有另外一个令大脑"雪上加霜"的影响因素——多种睡眠障碍。患者目前的 PSG 资料提示有中度阻塞型睡眠呼吸暂停，不宁腿综合征以及周期性肢体活动障碍。以上 3 种常见睡眠障碍性疾病，严重损害患者的夜间睡眠质量，同时导致日间嗜睡。严重的缺氧以及很可能存在的二氧化碳潴留所致的高碳酸血症，伴随频繁的不宁腿和周期性腿动，这对全身代谢以及大脑功能有着不利的影响，这种长期慢性的病理过程与认识损害高度相关。同时进一步恶化全身系统性疾病，导致恶性循环。患者目前的精神和认知状态，已经很难配合呼吸机的治疗。控制体重、调整睡眠体位、加强运动对该患者来说也不是件容易的事。从根本上逆转睡眠呼吸障碍性疾病极为困难。针对情绪和精神症状的药物治疗，从机制上很有可能还会加重上述睡眠障碍性疾病。幸运的是，目前的治疗并没有显著增加不宁腿和周期性肢体运动障碍。多巴胺受体激动剂的治疗对睡眠质量有所改善，日间嗜睡有所减少。

从诊断角度看，本例患者缺如很多有助于诊断与鉴别诊断的检查。比如DAT-PET，PiB-PET，颅内外血管影像资料，黑质超声，心脏相关检查，自主神经功能检查，肌电图，更详细的认知和心理及精神行为评估等。这些检查对诊断和鉴别诊断至关重要，但对于本例患者来说，无疑会增加身心和经济负担，甚至会成为导致精神行为恶化的诱因。在现代医学理念的框架下，是否有必要穷尽诊断与鉴别需要的所有检查？还是遵循"to do no harm"的适度原则？是关注辅助检查资料的数据，还是更多关注患者现实的生活质量？对于处于老年期伴有无法逆转的严重疾病的患者和家庭来说，值得医务工作者深入思考。

患者在显著的日常生活能力下降的前 3 年，已经表现出步态缓慢，行走迟缓，曾有跌倒，所幸未造成严重后果。临床查体中查及可疑的"帕金森"样的特征。新近的认知障碍领域的研究表明，老年人在发生痴呆之前若干年，可以表现出步态缓慢，跌倒风险增加，伴有主观记忆力下降，称为运动认知风险综合征（motoric cognitive risk syndrome，MCR）。MCR 对各种痴呆都具有确定的预测价值，特别对血管性痴呆的预测价值更强。对于这位患者来说，也许 3 年前开始改变生活方式，适当增加针对性的运动康复训练或许能够在一定程度上延缓认知的衰退并降低跌倒的风险。2020 年 3 月发表在 *Journal of Alzheimer's Disease* 的研究表明，每周 3 次，每次 30 分钟，持续 12 个月的有氧运动，可显著改善记忆力减退患者脑血流灌注，更多的血流滋润海马和扣带回的皮质，这无疑会对认知和情绪行为起到保护作用。对处于 MCR 早期的患者来说，现代的科学证据为我们提供了一个有价值的窗口期。充分利用这个窗口期，不仅对大脑具有保护作用，对于预防跌倒，提高生活质量更加有现实意义。

这位患者老年期的生活轨迹，是很多老年人的缩影。多种慢病严重限制了社交的范围和内容。记忆力减退，听力下降，日间困倦，精力缺乏，行走受限，情绪波动，行为激越，人际关系紧张，成为患者与他人互动、融入社会的多重障碍。而缺乏社交会进一步加重认知功能衰退，也对负性的情绪和挑战性的行为起到催化作用。这种现象既有疾病因素直接导致的原因，也与复杂的社会经济文化因素相关。创造更加包容友善的支持性家庭和社会环境，对照料者进行规范的培训，对老年失能失智患者来说，是和药物干预同样重要和有效的手段。

参考文献

1. GARCIA-BORREGUERO D, SILBER M H, WINKELMAN J W, et al. Guidelines for the first-line treatment of restless legs syndrome/willis-ekbom disease, prevention and treatment of dopaminergic augmentation[J]. Sleep Medicine, 2016, 21: 1-11.

2. VERGHESE J, ANNWEILER C, AYERS E, et al. Motoric cognitive risk syndrome: Multicountry prevalence and dementia risk[J]. Neurology, 2014, 83(8): 718-726.

3. VAN AGTMAAL M J M, HOUBEN A J H M, POUWER F, et al. Association of Microvascular Dysfunction With Late-Life Depression: A Systematic Review and Meta-analysis[J]. JAMA Psychiatry, 2017, 74(7): 729-739.

4. PETRAK F, BAUMEISTER H, SKINNER T C, et al. Depression and diabetes: treatment and health-care delivery[J]. Lancet Diabetes & Endocrinology, 2015, 3(6): 472-485.

5. MARTINS R N. Understanding the Link between Dementia and Diabetes[J]. Journal of Alzheimer's disease, 2017, 59(2): 1-4.

6. LANE C A, BARNES J, NICHOLAS J M, et al. Associations Between Vascular Risk Across Adulthood and Brain Pathology in Late Life: Evidence From a British Birth Cohort[J]. JAMA Neurology, 2019, 77(2): 1.

7. THOMAS B P, TAKASHI T, MIN S, et al. Brain Perfusion Change in Patients with Mild Cognitive Impairment After 12 Months of Aerobic Exercise Training[J]. Journal of Alzheimer's disease, 2020, 75(2): 617-631.

案例 8　帕金森病共病情感障碍

吴娓娓　李志营

一、案例介绍

S 女士，71 岁，汉族，北京人，退休干部。因"心情差与兴奋交替发作 25 年，四肢发抖、活动不灵活 3 年"就诊。

精神障碍家族史阴性。既往糖尿病 8 年，规律服用阿卡波糖片 50mg，每日 3 次，平素血糖控制良好。对青霉素、磺胺类药物过敏。否认外伤、手术史。患者出生于北京，幼年寄养亲戚家。1978 年读研究生，毕业后一直在政府机关工作。工作能力强，与同事相处融洽。退休后喜欢绘画及书法，同时在某大学任客座教授。夫妻婚后大部分时间分居，育有 1 子，家庭经济条件好，家庭关系融洽。病前性格外向开朗，人际交往良好。否认烟酒等不良嗜好。否认其他精神活性物质滥用史。

患者在 1993 年时首次发病，当时适逢工作不顺利，渐出现心情不好，压力感倍增；工作能力下降，无力应对日常工作，甚至没有能力安排自己的生活；做任何事都不感兴趣；总有负面的想法，担心的事情多，如工作晋升困难、儿子在外会有不好的事发生等；认为自己没用了，对不起家人；夜里睡不好觉，常说梦话。1993 年 12 月首次在笔者所在医院治疗，诊断为"抑郁症"，入院初期联合帕罗西汀片最高 40mg/d 及米安色林片最高 30mg/d 治疗，效果欠佳。后行 10 次传统电休克治疗，药物换用阿米替林片最高 200mg/d 抗抑郁治疗，4 天后患者突然感到情绪特别愉快，比以往做事积极，为防止转躁加用碳酸锂片最高 1.5g/d 稳定情绪。出院后仅服药半年自行停药，期间患者情绪总体保持平稳，工作能力强，正常人际沟通及晋升都不受影响。

2004 年患者的儿子出国留学，患者第 2 次复发，表现为情绪低落、食欲减退，睡眠时间减少，注意力不集中，胸闷乏力，做事缺乏兴趣，伴自杀观念及行为。2004 年底患者第 2 次到笔者所在医院治疗，予 10 次改良电休克治疗（modified

59

electroconvulsive therapy，MECT），药物予文拉法辛缓释胶囊最高 225mg/d 抗抑郁治疗，症状完全缓解。患者出院后一直规律服药，情绪总体平稳。退休后能参加绘画班，当客座教授等。期间曾出现过不超过 1 周的持续性的心情特别愉快，突然感觉脑子很好用，变得比以前聪明，未予调整药物治疗方案，逐渐自行缓解。

2014 年患者门诊时主诉"噩梦多"，有时在梦中拳打脚踢，有两次自己跌落床下，还有一次将爱人踢下床。考虑患者有快速眼动期行为障碍（RBD），加用 1mg 氯硝西泮后未再出现类似情况。

2015 年患者渐出现右手颤抖，静止时最明显；右手写字欠灵活，似乎有些不听使唤；起初未予重视。后又渐渐发展为双上肢及右下肢静止时颤抖明显；走路迈不开步，常越走越快，止不住脚步；动作都变慢了，如刷牙、洗脸等很费劲，肢体活动很不灵活；便秘。同时患者第 3 次抑郁发作，表现高兴不起来，整日疲乏无力，话少、活动减少，变得不爱出门、不爱理人。同年就诊北大医院，确诊"帕金森病"，予多巴丝肼片 375mg/d、盐酸普拉克索片 0.75mg/d、卡左双多巴控释片 50mg/d、盐酸司来吉兰片 5mg/d 对症治疗。患者一直规律服药，肢体僵硬、姿势步态异常、动作迟缓的表现有所改善，偶出现下肢颤抖及僵硬。期间仍维持文拉法辛缓释胶囊最高 225mg/d 抗抑郁治疗，偶出现心情不好，但总体保持平稳。

2018 年 2 月家中更换保姆后患者感到不习惯，逐渐出现不愿说话，上述症状再发，2 周内进展到每天心情都很差；自责，总说自己拖累了家人；经常有想死的念头；睡眠差，晚上常说梦话、乱动，有时还会摔下床。患者曾拿剪刀、菜刀欲自杀，被家人及时制止，并强制送至笔者所在医院住院。

【躯体及神经系统检查】

患者生命体征平稳。四肢肌力正常，上肢肌张力正常，下肢肌张力偏高，右侧显著，右下肢轻微震颤。余未见明显阳性体征。入院时精神检查：意识清晰，定向力完整。接触被动，言语声低沉，语量少。存在情绪低落、兴趣减退、精力减退表现，自诉"我的这个病好不了了""怎么都高兴不起来，没什么事能让我开心了""对什么事都提不起兴趣"。承认有轻生想法，想拿菜刀自杀。交谈时表情愁苦，眉头紧皱，对于医生的问话回答很慢。未引出幻觉、妄想等精神病性症状。自知力存在，但求治愿望不强烈，对治疗没信心。

【入院诊断】

1. 复发性抑郁障碍，目前为不伴有精神病性症状的重度发作
2. 帕金森病
3. 糖尿病

【治疗经过】

入院后预备行 MECT 治疗，药物换用度洛西汀肠溶片 20mg/d 起始逐渐增量；维持原抗帕金森病药及降糖药治疗。同时予支持性心理治疗。

入院第 2 天，患者交谈接触积极主动，语量很多，情绪高涨，诉"我的病全都好了，心情非常好，现在很有力气""昨天下午玩成语接龙的时候还脑子空白，什么也想不起来，很绝望，但昨晚好像突然开窍了一样，躺在床上觉得思如泉涌"。患者的变化有轻躁狂的特点，且既往有类似表现，但持续不足 1 天，未达到双相情感障碍（简称双相障碍）诊断标准，因此暂未修改诊断。维持入院后药物治疗方案，暂缓 MECT 治疗。

入院第 3 天，患者再次转为抑郁状态的表现，交谈时面容愁苦，答话反应慢，自己觉得思维好像被堵塞了一样，什么也想不起来，认为自己的病好不了了。于是开始 MECT 治疗，此后 1 个月内共完成 9 次；度洛西汀肠溶片渐增加至 90mg/d 抗抑郁治疗。MECT 治疗结束后 1 周，患者逐渐出现睡眠减少、白天不累表现；话多、语速快，主动跟医生护士打招呼；谈话时声音大，底气足，目光炯炯有神；天天在病房绘画，诉"我昨天画了三幅画、写了一幅字，都送给病友了；今天也要画，送给医生和护士""我跟病友相处得都很好，就连最不愿意说话的那个病友，自己都可以跟她聊天"。患者出现躁狂综合征表现，持续 1 周以上，因此修改诊断为双相障碍，目前为不伴有精神病性症状的躁狂发作。治疗方面逐步减停度洛西汀肠溶片，予丙戊酸钠缓释片最高 1 000mg/d 稳定情绪治疗。3 周后患者情绪逐步稳定，睡眠也基本恢复正常。

3 个月后随访，患者维持丙戊酸钠缓释片 1 000mg/d 稳定情绪治疗；抗帕金森药物调整为多巴丝肼片 375mg/d、盐酸普拉克索片 0.75mg/d、卡左双多巴控释片 50mg/d。患者运动症状较前改善，活动变灵活些了，走路也变快了点，步幅有所增加。偶出现肢体僵硬、肢体颤抖，但个人生活卫生基本能自理。情绪总体

平稳，偶感闷闷不乐也能逐步自行恢复。但做事积极性不如病前，家人陪伴下才外出散步，与朋友的交往变少。

二、案例分析

S女士20余年的病史，向我们展示了神经疾病与精神障碍之间奇妙而又复杂的联系。在确诊帕金森病（Parkinson's disease，PD）之前，S女士已经有了漫长的情感障碍病史，尽管每次发作都达到了重度抑郁，需要住院采用MECT治疗，但是似乎对S女士的职业发展和个人生活并没有造成显著影响。工作时，她有着受人尊敬的职业和社会地位，退休后也有着丰富的兴趣和安排。

我们先看看S女士的情感障碍究竟是反复发作抑郁障碍还是双相障碍。该患者共有3次明确的典型抑郁发作，前两次在抑郁情绪消退之际都有过一段短暂的"情绪高涨"，因时间较短，都未能夯实双相障碍的诊断，S女士也从未因"躁狂或轻躁狂"发作就医。本次经过抗抑郁剂联合MECT治疗后出现比较典型的躁狂表现，且持续一周，终于让医生比较有把握地确定双相障碍的诊断。这也提示我们"转躁"的风险在情感障碍患者中，可能会发生在任何一个年龄段，并不会因增龄而消失。

我们再来看看情感障碍跟PD的关系。我们要问的第一个问题是：情感障碍会增加罹患PD的风险吗？Uwe Walter等对57例平均年龄55岁的抑郁障碍患者随访11年，有3例确诊为PD，研究结果显示，中老年抑郁障碍患者中，患PD的概率确实比一般人群1%的患病率要高。我们要问的第二个问题是，在PD出现之前的情感发作，究竟应该算是PD的前驱期呢，还是独立的情感障碍？2015年国际运动障碍病协会（Movement Disorder Society，MDS）PD分为3个阶段：临床前期（pre-clinical phase）、前驱期（prodromal phase）和临床期（clinical phase）。MDS定义的前驱期为存在运动或非运动症状或体征，但尚不足以诊断疾病，在前驱期PD包括的非运动症状中，与PD关系最为密切的症状有嗅觉障碍、便秘、睡眠障碍（快速眼动期睡眠行为障碍、白天睡眠过多）、心境改变（抑郁或焦虑）及自主神经功能改变。就抑郁障碍来说，如果以PD的运动障碍作为指征，在运动障碍出现之前，约有42%已经有抑郁症状，如果以确诊PD作为指征，那么在确诊之前，9.2%的患者曾被诊断为抑郁障碍。根据目前的研究，各个前驱期症状的发生时间不尽相同，但可以发现便秘、RBD、白天睡眠过多以及嗅觉减退往往出现在运动症状出现前的 10 年以上；抑郁和焦虑发生相对较晚，一般发生在前 2～10 年。而认知相关症状（淡漠、注意力减退、乏力、记忆减退）在前驱期 PD 中发生较晚，常发生在运动症状前 2 年内。

因此，根据现有的研究证据，我们有理由认为 S 女士的 20 余年的情感障碍病史增加了罹患 PD 的风险，但是两者应该是共病关系，而非一个连续的疾病连续谱。

如果说我们要从 S 女士的案例中吸取什么教训的话，就是老年精神科医生应该对中老年起病的情感障碍要特别留心，不单要关注其情感是否能稳定，认知是否在衰退，还要关注 PD 相关的症状。

参考文献

1. WALTER U, HEILMANN R, KAULITZ L, et al. Prediction of Parkinson's disease subsequent to severe depression: a ten-year follow-up study[J]. Journal of Neural Transmission, 2015, 122(6): 789.

2. HANAGASI H A, EMRE M. Management of the Neuropsychiatric and Cognitive Symptoms in Parkinson's Disease[J]. Practical Neurology, 2002, 2(2): 94-102.

3. CHAUDHURI K R, SCHAPIRA A H. Non-motor symptoms of Parkinson's disease: dopaminergic pathophysiology and treatment.[J]. Lancet Neurology, 2009, 8(5): 464-474.

孙新宇

案例9 焦虑抑郁还是癫痫？

一、案例介绍

L女士，64岁，中学文化，退休工人。以"间断凭空闻语言10年"来诊。

10年前L女士一度出现突发脑内闪过一道白光，伴随巨响，持续数秒自行恢复。此后可间断凭空闻及说话声，每次听到1句话，持续数秒至十几秒，内容当时清晰，事后即刻遗忘，每日出现2~3次，伴随烦躁情绪。曾至外院门诊就诊，考虑诊断"抑郁"，给予喹硫平100mg/d、帕罗西汀10mg/d治疗，持续治疗2年后，凭空闻声情况减轻，最轻时4~5天出现1次，情绪有改善。其后坚持服药，社会功能正常。

3个月前，L女士行冠脉支架置入术，术后服用氯吡格雷，查看说明书发现存在致精神症状的副作用，紧张害怕，之后声音出现频繁，而且在声音出现前后，往往有强烈的紧张不安，全身高度紧张，双手攥拳，持续1分钟左右自行缓解。睡眠中也有发作，醒后未出现说话声。情绪差，存在轻生想法，但未出现自杀行为。目前服用帕罗西汀30mg/d，喹硫平300mg/d，症状无改善，以"抑郁幻觉状态"收入院治疗。

在与L女士接触中发现她意识清晰，表达准确，语量稍大，显焦虑。流露反复出现的幻听，定位不明确，白天及睡眠期间均会出现，内容具有一定重复性，幻听出现过后即遗忘，诉"语音语调听不清，但有时候能分得出来男女，好像是在脑子的左边，左边是跟红旗招展似的，呼呼地响，声音特别大，拧一下脖子，就不响了"。以前4~5天出现1次，不影响生活，但近2个月幻听加重，音量变大并频繁出现，每小时出现1~2次，形式基本相同，阴森恐怖，患者很害怕。起病初期有过一次"当时脑子里面闪过一道白光，好像愣神了，后来一直没有出现"。没有其他幻觉、错觉及感知综合障碍，未引出妄想。曾出现一过性担心、恐惧、不安、坐立不安，在睡眠中出现，与幻听出现具有时间相关性。可查及情绪低落、兴趣减退、精力下降的抑郁体验，继发于幻听的影响，诉"近2个月什么都不想做""近期频繁出现自杀想法，想过跳楼或吃药，但没有去做，还想再治好了"；否认自我评价低、注意力不集中、悲观、食欲减退、睡眠差等其他抑郁体验。愿意配合治疗。

L女士出生时"难产"，幼年有"麻疹"病史，生长发育正常。40年前行"阑尾炎切除术"；糖尿病、高血压10余年，口服药物治疗，血糖血压控制平稳；确诊冠心病2年，行冠脉支架置入术后2年，目前病情平稳。无食物、药物过敏史。已绝经。初中毕业后参加工作，人际关系良好，已退休，已婚，生育一子一女，丈夫及孩子均健康，家庭关系和谐。无重大精神刺激及不良嗜好。无烟酒史及精神药物使用史。精神障碍家族史阴性。

L女士的躯体及神经系统检查无异常发现。实验室检查无明显异常。脑电图及脑电地形图检查未见明显异常。红外热成像检查提示"偏执"可能性大。抑郁自评量表粗分为49分，抑郁严重指数为0.61，中度抑郁状态；焦虑自评量表标准T分为45分，正常状态。自杀风险评估15分（危险水平）。住院期间视频脑电图检查显示：左侧颞区癫痫样放电，左侧蝶骨电极尖波更明显，右侧蝶骨电极有同步性尖波，但波幅低于左侧（图9-1）。头颅磁共振成像检查显示：左额叶前部体积小于右侧（图9-2）。

与神经科医生讨论后，结合病史、临床症状及视频脑电图、头颅磁共振成像检查结果，确定诊断为癫痫。卡马西平基因检测显示HLA-B*1502阴性，故加用卡马西平200mg治疗，治疗第3天患者幻听及难受、恐慌的内心体验基本消失，情绪平稳，未再出现自杀意念。睡眠增多，白天困倦，帕罗西汀渐减量至停用，暂维持氯硝西泮0.5mg/d治疗。心电图检查显示"右室传导延迟"，考虑卡马西平可能导致心脏传导功能障碍，故渐换用对心血管系统影响小的左乙拉西坦1 000mg/d治疗，幻听症状已基本控制，稍有困倦，不影响生活，社会功能保持良好，建议稳定服药1年后复查脑电图。

二、案例分析

癫痫是大脑神经元突发性异常放电，导致短暂的大脑功能障碍的一种慢性疾病。我国癫痫的总体患病率为7.0‰，年发病率为28.8/10万，1年内有发作的活

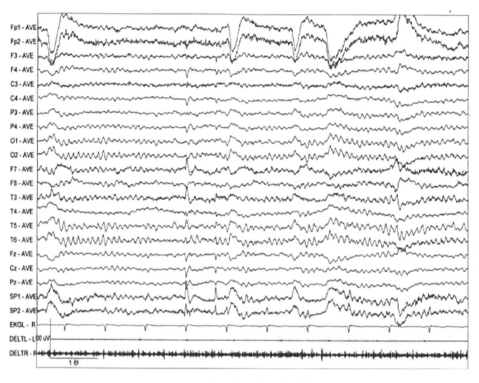

图 9-1　患者视频脑电图检查截图

注：视频脑电图检查显示颞区癫痫样放电，左侧蝶骨电极尖波更明显，右侧蝶骨电极有同步性尖波，但波幅低于左侧。

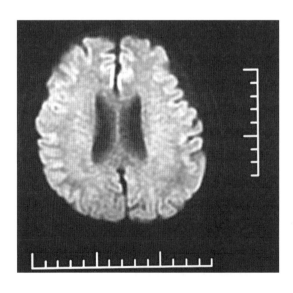

图 9-2　患者头颅 MRI 表现

注：头颅 MRI（T_1）显示左额叶前部体积小于右侧。

动性癫痫患病率为 4.6‰。精神症状也是癫痫患者常见的临床表现。30% 以上颞叶癫痫（temporal lobe epilepsy，TLE）存在包括梦样状态、复杂的幻觉、闪回、似曾相识感和情绪改变等精神症状。额叶癫痫（frontal lobe epilepsy）也常见精神症状，其中可见人格、认知改变及幻觉等。癫痫共患抑郁障碍、双相情感障碍、孤独症谱系障碍、精神分裂症等远高于一般人群，在临床工作中，准确识别以精神症状为主要临床表现的癫痫患者，并采取积极有效的治疗措施尤为重要。

这是一例存在反复发作幻觉和情感症状的老年女性，在长达 10 余年病程中反复就诊精神病专科医院，诊为"抑郁障碍"和"幻觉状态"，期间接受多种精神科药物治疗，但疗效欠佳，最终确诊癫痫，抗癫痫药治疗仅 3 天症状就明显改善。通过本例患者临床特点、诊疗过程的回顾，应加深对癫痫患者的精神症状特点的认识，准确识别癫痫相关精神障碍，并了解治疗处理原则，避免临床误诊误治。

本例患者表现为发作性幻听，发作突然、短暂、无诱因，发作后不能完全回忆，入睡中有发作，伴随幻觉同步出现的强烈情感症状，符合癫痫发作的基本特点；发作期间左侧颞叶，尤其是左侧蝶骨电极有尖波，给予抗癫痫药物治疗后，症状显著改善，癫痫诊断明确。本病例病程长达 10 余年，因以精神症状为主的表现形式，误诊误治，患者非常痛苦。对其临床特点进行总结分析，希望可以加深认识，准确识别和处理癫痫相关的精神障碍。

因患者发作性幻觉为突出临床表现，与可能出现幻觉的常见精神障碍相鉴别。该患者幻听形式刻板重复、内容单调，无相应思维、情感、意志行为受损，与精神分裂症特征性幻听不同，可排除精神分裂症诊断。该患者伴随幻觉后出现一系列较强烈的情感症状，症状表现单一刻板重复，符合情感性发作（affective seizure）特点。其抑郁情绪主要表现为"沮丧"，持续时间短，无自我评价低、食欲、睡眠差等抑郁附加症状，虽然后期有较强烈的自杀意念，但抑郁情绪与发作过程带来的痛苦体验有关，为癫痫伴发的抑郁情绪，不符合抑郁障碍诊断。患者幻觉发作前无明显生活事件作为诱因，无强烈暗示性及自我中心等病前性格特征，亦无继发获益，不符合分离转换障碍表现。

本例患者的 MRI 提示左侧颞叶异常，视频脑电图检查显示癫痫放电主要位于左侧蝶骨电极。颞、蝶骨电极不仅可以记录到颞叶内侧的电活动，也可以记录到额叶面底面及前外侧的电活动异常，同时该患者存在抑郁及惊恐、紧张症状，可能与杏仁核为癫痫与抑郁的神经网络异常相关。

　　精神症状是癫痫的常见表现，与其病理基础有关。在癫痫部分性发作中，若癫痫源区位于颞上回后部颞横回，则可以表现为发作性幻听，额叶癫痫可以有幻觉，包括幻听；电刺激额叶某些脑区也可以出现幻觉。顶叶起源的癫痫常伴有前庭幻觉；枕叶癫痫常伴有视幻觉。听幻觉是颞叶癫痫较为常见的症状，多为一些单调或机械性的声音，如发动机隆隆声、蝉鸣等，放电多起源于颞上回；癫痫患者的听幻觉与左侧颞叶皮质的后部语言区域和基础语言区域的损伤相关。既往有过个案报道，音乐性幻觉为内侧颞叶癫痫发作期主要表现，其诱发机制可能为癫痫活动引起的损伤导致内侧颞叶与听觉结构之间产生联结，进而通过"释放"机制在外侧颞叶皮质中产生过度活跃，最终导致音乐性幻觉。癫痫性幻觉多为发作性，其幻觉具有重复性、刻板性、发作性，每次持续时间相对短暂，无相应的思维、情感及意志活动的改变。

　　癫痫发作常伴有情感性发作，可表现为极度愉快或不愉快的感觉，如愉快、欣快、恐惧、愤怒、忧郁、自卑等；恐惧感是最常见的症状，常突然发生，发作时常伴有自主神经症状，如瞳孔散大、面色苍白或潮红、竖毛等。放电多起源于颞叶的前下部，有些累及杏仁核。本例患者伴随"情绪低落、悲观、自杀意念"等情感症状，故需与情感性精神障碍相鉴别。由于情绪障碍与颞叶癫痫有高度交叉的临床症状表现，有学者提出了"癫痫发作间期情绪障碍"（interictal dysphoric disorder，IDD）概念，包括发作间期抑郁 – 躯体化症状以及发作间期情感障碍，这种持续的亚抑郁症状可导致癫痫患者的生活质量下降。

　　癫痫的情感发作与癫痫伴发情感障碍不仅在临床表现中易于混淆，也有病理联系。颞叶、海马、杏仁核和内嗅皮质和新皮质、扣带回、额叶、皮质下结构（如基底节和丘脑）及其连接回路异常是抑郁与癫痫共同病理基础。海马硬化是局灶性癫痫发作中情绪障碍的诱发因素。研究显示，颞叶癫痫共病抑郁的患者，同侧眶额叶皮质存在局灶性低代谢；在癫痫手术后出现抑郁的患者也表现出同侧眶额叶区域的低代谢。Rajkowska 等证实眶额叶皮质的皮质厚度、神经元大小、神经元和胶质细胞密度显著降低。在海马损伤的颞叶癫痫动物模型中可观察到齿状回中谷氨酸转运体减少，抑郁症患者在额叶脑区、纹状体和海马区也有类似表现。癫痫发作也可通过对下丘脑 – 垂体 – 肾上腺轴改变 5-HT 释放，进而改变情绪状态，其中 IL-1β 起到了介导作用。在临床工作中，需要提高临床敏感性，对表现为重复、刻板、抗抑郁剂治疗效果欠佳的"情感症状"患者加以关注，排查脑电图，减少误诊率，进而制定更为有效的治疗方案。

以精神症状为主要临床表现的癫痫并不少见，通过本案例的学习希望能够加深对癫痫相关精神症状的理解和认识，准确识别和处理临床"不典型"病例，减少误诊误治。

致谢：本文病例诊疗承蒙北京大学第一医院神经内科吴逊教授指导。

参考文献

1. OSHIMA T, KATO E, TADOKORO Y, et al. Therapeutic strategy for mental symptoms in people with epilepsy[J]. Nihon Rinsho, 2014, 72(5): 902-906.

2. STEPHENSON J B P. Epileptic Syndromes and their Treatment[J]. European Journal of Paediatric Neurology, 2010, 14(2): 195-196.

3. 王薇薇，吴逊. 癫痫的抑郁共患病［J］. 癫痫杂志，2015，1（5）：240-245.

4. KANDRATAVICIUS L, LOPES-AGUIAR C, BUENO-JÚNIOR L S, et al. Psychiatric comorbidities in temporal lobe epilepsy: possible relationships between psychotic disorders and involvement of limbic circuits[J]. Rev Bras Psiquiatr, 2012, 34(4): 454-466.

5. 谭启富，李龄，吴承远. 癫痫外科学［M］. 2版. 北京：人民卫生出版社，2012：588.

6. 王薇薇，吴逊. 扣带回的解剖、生理及其与癫痫发作［J］. 中国现代神经病学杂志，2018，18（5）：315-323.

7. KUMAR A, SHARMA S. Seizure, Complex Partial[M]. Treasure Island (FL): StatPearls Publishing, 2018: 29.

8. SERINO A, HEYDRICH L, KURIAN M, et al. Auditory verbal hallucinations of epileptic origin[J]. Epilepsy Behav, 2014, 31: 181-186.

9. BORELLI P, VEDOVELLO M, BRAGA M, et al. Persistent Interictal Musical Hallucination in a Patient With Mesial Temporal Sclerosis-Related Epilepsy: First Case Report and Etiopathological Hypothesis[J]. Cognitive & Behavioral Neurology Official Journal of the Society for Behavioral & Cognitive Neurology, 2016, 29(4): 217.

10. MULA M. The interictal dysphoric disorder[M]//TRIMBLE M R, SCHMITZ B. The neuropsychiatry of epilepsy.2nd ed. London: Cambridge University Press, 2011: 80-87.

11. SALZBERG M, TAHER T, DAVIE M, et al. Depression in temporal lobe epilepsy surgery patients: an FDG-PET study[J]. Epilepsia, 2006, 47(12): 2125-2130.

12. SANKAR R, MAZARATI A. Neurobiology of Depression as a Comorbidity of Epilepsy. Jasper's Basic Mechanisms of the Epilepsies[M]. 4th ed. Bethesda: National Center for Biotechnology Information, 2012.

案例10　抑郁症还是缺氧性脑病？

吴东辉

一、案例介绍

患者女性，64岁，小学学历，既往经商，入院前无工作，与丈夫同住。因"心情差、坐立难安1年，自缢后记忆减退2个月"就诊。

2018年患者在其哥哥去世后心情差，整日闷闷不乐，对什么事情都提不起兴趣，懒动，忧心忡忡，尿频，常有腹部不适感，自觉腹部胀痛，连续1个月余腹泻，严重时一天腹泻数次，家人带其到综合医院消化科诊治，行胃镜、肠镜等检查未发现异常。2019年3月，患者在家中趁家人不备服用毒鼠药（具体成分不详）并割腕企图自杀，家人及时发现并将其送入当地某综合医院就诊，诊断为"不伴有精神病性症状的抑郁发作"，住院治疗1个月余，住院期间予艾司西酞普兰20mg/d合并米氮平15mg/d，出院后患者病情有所改善，坚持规律服药，但仍担心自己健康情况，并有尿频、腹胀、大便次数多等表现。2019年6月某日下午，患者听见有人在耳边说"你死了你家人就能好了"，便留了遗书然后用鞋带自缢。约10分钟后被家人发现，当时呼之不应，约30分钟后被家人送达当地某医院，急诊ICU诊断"自缢、缺氧缺血性脑病"，ICU病历显示患者当时处于昏迷状态，格拉斯哥评分（GCS）6分，瞳孔散大、对光反射消失，立即给予冰床、冰帽及气管插管处理及相应抢救措施，患者于入院后第3日意识状态转清，撤冰床及冰帽及呼吸机，第7日拔气管插管，住院27天后出院，出院诊断"自缢、缺血缺氧性脑病、肺部感染、声带麻痹、抑郁状态、颈部软组织损伤"。出院时情况：生命体征平稳，声音沙哑，仍有情绪低落。出院后一直坚持服用艾司西酞普兰20mg/d及米氮平15mg/d治疗。丈夫发现患者逐渐出现记忆力减退，不记得儿子去了英国，有时不认识女儿，称看见死去的家人，称去世的大哥活着。自责，称什么事都不会做，拖累了家人，偶有对丈夫说"我不如死了"等消极言语，为防范患者再次出现自杀行为，2019年9月家人将其送入笔者所在医院住院治疗。

【精神检查】

患者意识清晰，人物及地点定向可，时间定向差，接触合作，声音嘶哑，言语流利，对答切题，引出内感性不适，称总感觉肚子不舒服，里面充满了东西，故反复如厕；引出既往存在言语性幻听，承认曾经听到过"你的病又治不好，又拖累家人，不如去死"，否认近期再有类似声音；引出抑郁症状群：情绪低落，自罪、自责突出，诉"心情不好，想哭，有很多的烦心事"，追问其原因称"因为身体不好，病也看不好"，仍有自杀观念，称自己拖累了家人，不想活了，但说不出具体的自杀方式；存在焦虑情绪：观察到患者有坐立不安，一会儿起来一会儿坐下，自诉身体不舒服，不能详细描述，反复如厕每日数十次；存在智能下降，远近记忆减退，忘记自己曾自缢过，称大哥、母亲（已经去世）还活着，要一起过节，称自己家里的出租房租金等着收回（实际已经收回），注意不能集中；意志活动减退；自知力不全，认为自己有病，但说不出自己哪些方面不正常，不愿意住院，劝说下可以配合。体格检查可见患者颈部有一约 5cm 的陈旧性半环形勒痕，右手腕部内侧可见一约 4cm 的横形陈旧性瘢痕。

【辅助检查】

脑电图示界限性脑电图，未见尖棘波及慢波；头颅 CT 提示：基底节区多发小斑点状低密度灶，双侧部分脑沟、脑裂增宽，以额叶为著。2019 年 9 月头颅 MRI 提示：额叶脑沟稍增宽；脑干异常信号，考虑梗塞或缺血灶可能；双侧基底节区多发信号改变，考虑血管间隙；双侧额叶少许脑白质高信号，考虑脑白质变性。2019 年 11 月复查头颅 MRI 提示：额叶脑沟增宽；脑干异常信号，考虑梗塞或缺血灶可能；双侧额叶少许脑白质高信号，考虑脑白质变性（图 10-1）。红外热成像结果提示脑血流活动异常。眼动测定结果提示 NEF 正常，RSS 偏低，提示记忆提取能力、感知执行能力下降。2019 年 9 月 MMSE 评分 18 分，HAMD（24 项版本）评分 38 分。血常规、血生化、尿粪常规等检验结果未见异常。

【诊断】

1. 复发性抑郁障碍，目前为不伴有精神病性症状的重度发作
2. 缺血缺氧性脑病

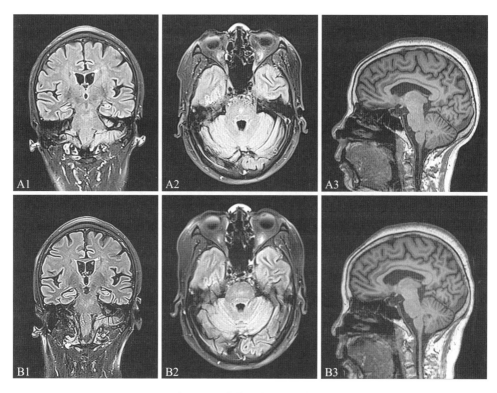

图 10-1　患者头颅 MRI 变化

注：A1 ~ A3. 患者 2019 年 9 月头颅 MRI 示脉络膜裂、侧脑室颞角宽度增宽、海马高度下降、楔前叶萎缩；B1 ~ B3. 患者 2020 年 7 月头颅 MRI 示脉络膜裂、侧脑室颞角宽度较前增宽、海马高度进一步下降、楔前叶萎缩。与 2019 年相比，2020 年患者内侧颞叶海马萎缩加重。

【治疗经过】

1. 改善情绪症状　患者足量服用 1 年艾司西酞普兰 20mg/d 疗效不佳，换用对躯体不适症状改善较为明显的 5- 羟色胺和去甲肾上腺素再摄取抑制剂（SNRI）类抗抑郁剂盐酸度洛西汀肠溶片 60mg/d 口服；考虑患者持续存在自杀观念，合并 MECT 治疗，但 MECT 治疗 5 次时患者反复找机会想出去，情绪不稳定，显焦虑烦躁，不停地想上厕所，无故翻越床边栏杆，不配合输液，夜眠差，记忆力明显下降，故在第 7 次后停用。维持盐酸度洛西汀 60mg/d 并加用喹硫平 25mg/d 治疗。治疗一段时间后患者情绪较前有所改善，偶可见面露笑容，主动言语增多，未再诉有自杀及轻生想法，焦虑、反复上厕所的情况持续存在。

针对焦虑情况加用奥沙西泮治疗，患者如厕次数有减少。患者情绪症状变化可见于表 10–1，HAMD 评分变化见图 10–2。

表 10–1　患者症状演变示意表

时间	焦虑			抑郁	睡眠障碍	认知功能下降
	担心	尿频	腹部不适			
2019 年 3 月—9 月	++	++	++	+++	+	-
2019 年 9 月—10 月	+	+	+	++	-	+
2019 年 10 月—11 月	+	+	+	+	-	++
2019 年 12 月	+	-	-	+	-	++
2020 年 7 月	+-	-	-	+	-	+++

注:"+"～"+++"表示症状由轻到重;"–"表示无症状。

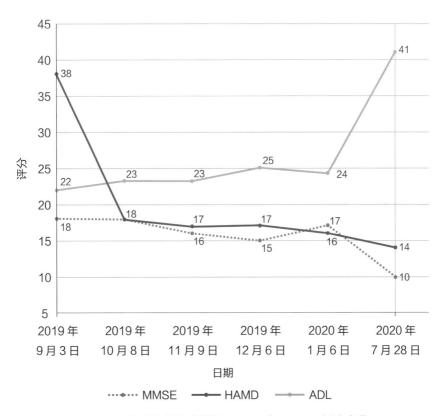

图 10–2　患者住院治疗期间 MMSE 和 HAMD 评分变化

2. 改善脑缺血缺氧 患者头颅 CT 及 MRI 均提示存在多发腔隙性脑梗死，给予银杏二萜内酯葡胺静脉滴注改善脑循环。治疗约 2 个月后患者情绪症状不再突出，2019 年 11 月复评 HAMD 评分为 17 分；而认知症状较前加重，复评 MMSE 评分降至 16 分。日常交流中错构、虚构内容突出。记忆、分析理解能力均减退。考虑患者病情进展与"缺血缺氧性脑病"存在明确时间关系。但针对缺血缺氧性脑病的治疗目前少有理想治疗手段，故针对患者情况选用纳洛酮静滴促醒治疗。纳洛酮注射液 0.4mg 每日 1 次静滴 2 周后，病情趋于平稳，记忆仍较差，错构、虚构情况较前好转。认知功能改变可见于表 10-1，MMSE 评分变化见图 10-2。

3. 物理治疗及康复治疗 患者入院后针对其频繁排尿情况，予膀胱肌肉电刺激治疗以改善其膀胱功能；为改善患者抑郁症状及认知障碍，计划予脑功能、脑反射及重复经颅磁刺激治疗（rTMS），但患者对治疗配合度欠佳而中断。予对焦虑症状改善较为有效的生物反馈疗法及心理适应性训练，并予一般康复训练促进康复。

【出院情况】

住院治疗 4 个月余，抑郁情绪较前明显好转（HAMD 评分从 38 分降至 16 分），认知功能持续下降（MMSE 评分从 18 分降至 15 分），未再诉有自杀及轻生想法后，家人考虑病情稳定将其接回家中治疗。

【随访】

患者出院后与其丈夫同住，由其丈夫定期来院反映病情和取药，患者坚持规律服药，口服度洛西汀 120mg/d，后因虚构、错构基础上产生短暂、波动性的精神病性症状（如时有被害、被窃妄想，称有人偷了自己的药，将自己药换成冰块让自己吃完后周身不适），加用奥氮平 10mg/d。初期仍偶有焦虑表现，如上厕所较多等，后期融入家庭生活后，抑郁情绪较前进一步改善，面带微笑，帮忙操持家务，偶尔与家人一同外出买菜，可以参与家人一起打牌，知道关心保姆；认知方面：近记忆损害，偶有不记得自己的话或忘记自己吃过饭了，打牌可以计算自己输赢，仍有虚构，称自己的哥哥还活着等。

2020 年 7 月复诊时，患者自己及家人均认为情绪较前好转，未再有尿频、腹部不适及反复担忧等焦虑表现，发生开心的事情时有相应情感体验，未再见消极言行，认知功能衰退较为明显，定向差，记忆减退，偶有不认识家人及错构、虚构表现，症状变化见表 10-1。与 2019 年 9 月各项辅助检查相比较，有以下变化：

1. 事件相关电位 P300 及 N400 轻度异常；眼动测定结果：NEF 和 RSS 偏低，提示记忆编码能力、注意力、主动探索能力、记忆提取能力、感知执行能力下降、注意力和即时记忆力均出现异常。

2. 头颅 MRI 楔前叶萎缩、脉络膜裂、侧脑室颞角宽度增宽、海马高度进一步下降（图 10-1），结果显示，楔前叶萎缩，海马萎缩加重。

3. HAMD（24 项版本）评分 14 分，MMSE 评分 10 分，注意、计算、回忆能力维度评分较前减少。结果显示，目前患者轻度抑郁情绪，认知功能损害却达中度。提示，随访评估结果可见，随着治疗时间延长，抑郁情绪逐渐缓解，而认知损害却持续加重。

二、案例分析

本例患者存在明确、持续 2 年的重度抑郁发作，自缢致昏迷后出现记忆下降、虚构等认知损害，入院后发现其存在抑郁情绪和以记忆为主的认知功能障碍。那么，认知损害是抑郁障碍引起的假性痴呆？还是缺血缺氧性脑病引起的认知损害？

缺血缺氧性脑病是指由于多种原因引起脑血流下降到低于 10～15ml/（100g·min）而引起的脑损伤，原因包括心脏骤停、窒息、低血压、失血、低血糖等。而造成成人缺血缺氧性脑病的一大重要因素即为自缢。美国以悬挂、自缢方式自杀致死在自杀相关死亡中占比 23.5%，在全美居第 2 位。我国以往研究显示，精神障碍住院患者自杀致死者中 35.7%～38.1% 死于自缢，社区人群中自缢致死占所有自杀手段的 30.4%。此类患者送至急诊时多为昏迷状态，多数患者自缢并不是直接死亡原因，更多的可能为缺血再灌注所造成的损伤，其主要的病理机制是脑神经元缺血再灌注（ischemia reperfusion，IR）造成神经损伤。IR 损伤是指大脑局部缺血后血液供应恢复后的一段时间里组织损伤加重的病理现象。研究表明，心搏骤停、格拉斯哥昏迷指数（GCS）≤5、悬挂时间较长的患者预后差。缺血性脑病的临床症状与缺血的严重程度和持续时间有关，在明确的脑组织缺氧史后出现意识障碍、精神障碍或癫痫发作等症状，意识恢复后多遗留有不同程度的认知功能减退，包括记忆力、计算力、定向力等的损害，且药物治疗或认知功能训练效果较差。

抑郁障碍是一种常见的精神障碍，以持续的情绪低落为主要特征。目前越来越多的证据表明抑郁障碍患者存在认知功能障碍，如注意、学习与记忆、执行功能障碍等。在老年患者中，抑郁可出现"痴呆"表现，多称之为"假性痴呆"或"抑郁性痴呆"。该种认知障碍具有可逆性，且与器质性痴呆有别。临床常用"抑郁性痴呆综合征（dementia syndrome of depression，DSD）"描述。DSD 一般起病较急，多有情感障碍病史，抑郁体验突出，有特征性睡眠障碍，行为衰退与认知衰退程度不符。抗抑郁治疗后患者大部分认知功能障碍得到明显改善，如执行功能、工作记忆、注意力障碍等。

缺血缺氧性脑病所致认知障碍和 DSD 的鉴别有以下几点可参考：第一，前者所致认知缺损较为全面，且存在明确的影像学证据。第二，虽二者都急性起病，但缺血缺氧性脑病所致认知损害与缺血缺氧性脑病的致病事件在时间和因果上存在更强的关联；但不乏存在一部分慢性致病因素所致的缺氧缺血性脑病，以及存在老年脑改变（如白质变性、血管性病变）的老年期抑郁症患者。上述患者难以作出准确的鉴别诊断。此时需要临床医生详细采集病史，结合发病时间、致病因素、症状特点、相应脑区影像学改变及临床评估作出综合判断。

本例患者虽然患抑郁障碍 2 年余，但自缢前并未表现出记忆下降等认知损害，或者说无可被他人识别的认知功能缺陷。患者自缢后出现瞳孔散大、对光反射消失，格拉斯哥评分（GCS）6 分，昏迷持续 48 小时以上，患者经抢救意识恢复。随即急起记忆下降、错构虚构等认知损害且持续缓慢进展，经充分抗抑郁治疗 10 个月，HAMD 评分从 38 分降至 14 分，自杀想法消失，心情低落、躯体化症状，如反复如厕、腹部不适，尿频，精神性焦虑和睡眠困难的情况得到改善。MMSE 评分从 18 分降至 10 分，表现在注意、记忆等领域减退；ADL 评分从 22 分增至 41 分，表明日常生活能力减退明显，无法独立照料自己。与此同时，患者出现楔前叶萎缩、海马萎缩进一步加重等，提示与认知障碍相关脑区存在神经元损害并进展。大脑缺血缺氧可引起神经细胞膜通透性增加，产生大量氧自由基，继而引起脑细胞损害，脑损害时间过长、程度过深，则不可逆地影响神经系统，这些构成了认知损害的基础。综合上述评估结果，患者存在缺血缺氧性脑病，认知损害突出并持续加重，抑郁症状不突出，故考虑本例认知损害为缺血缺氧性脑病所致认知障碍。

关于缺血缺氧性脑病的治疗方面，目前研究较多的药物为纳洛酮。纳洛酮能清除氧自由基，同时使心排血量增加，改善肺气体交换，从而改善脑缺氧缺血。另外，纳洛酮为特异性阿片受体拮抗药，与分布在脑干等部位的阿片受体结合，能有效阻断内啡肽和脑啡肽等内源性阿片样物质介导的各种效应，除改善循环和呼吸障碍外，还能明显改善脑血流量，增加脑灌注压，使缺氧后的脑血流量重新分布，保证脑干等重要部位的血流供应，减轻脑水肿等症状。既往临床研究发现，应用纳洛酮可增强脑细胞抗缺氧的能力、减轻缺血缺氧性脑病的并发症，越早使用，疗效越好。部分患者可出现迟发性神经元损伤，使用纳洛酮也可起到保护神经元、延缓损伤进展的作用。本例患者于自缢事件 3 个月后使用纳洛酮治疗 2 周，治疗结束半月后复评 MMSE 评分由 15 分升至 17 分，支持纳洛酮改善认知功能。随访发现，停用纳洛酮后，MMSE 继续下降，提示纳洛酮治疗不能持续改善认知。推测，本例患者在自缢后 3 个月使用纳洛酮，此时患者可能已经存在不可逆的迟发性神经元损伤，故干预效果不佳。本例后续治疗重点为改善认知损害。部分机制研究提示，红细胞生成素、神经节苷脂、脑源性神经营养因子（BDNF）及 NMDA 受体拮抗剂等对缺氧缺血性脑病的预后可能有改善。本案例亦可尝试使用上述治疗，以延缓认知损害。

三、案例启发

抑郁患者伴自杀行为多见，自缢为大部分患者选择手段，自缢缺血缺氧易造成认知损害，但其症状常被抑郁表现掩盖，故应对自缢昏迷患者早期使用纳洛酮减轻脑缺氧缺血。早期、定期评估认知变化，有利于早期诊断及疾病康复。

参考文献

1. SINGHAL A B, TOPCUOGLU M A, KOROSHETZ W J. Diffusion MRI in three types of anoxic encephalopathy[J]. J Neurol Sci, 2002, 196(1-2): 37-40.

2. SCIMONE M T, CRAMER H C, HOPKINS P, et al. Application of mild hypothermiasuccessfully mitigates neural injury in a 3D in-vitro model of traumatic brain injury[J]. PLoS One, 2020, 15(4): e0229520.

3. CHEN H, WU F, YANG P, et al. A meta-analysis of the effects of therapeutic hypothermia in adult patients with traumatic brain injury[J]. Crit Care, 2019, 23(1): 396.

4. DIETRICH W D, ATKINS C M, BRAMLETT H M. Protection in animal models of brain and spinal cord injury with mild to moderate hypothermia[J]. J Neurotrauma, 2009, 26(3): 301-312.

5. 林素英，高镇松，郑素燕. 47 年精神科住院病人死因及自杀特征分析［J］. 中国医院统计，2008，15（3）：236-238.

6. 李洁，苏敬华，郭扬波，等. 中国第一间精神病医院住院患者自杀 50 年分析：一项病例对照研究［C］. 中国心理卫生协会. 中国心理卫生协会第五届学术研讨会论文集，2007：5-8.

7. 张淑云，张通. 缺血缺氧性脑病恢复期临床特征及 ADL 康复疗效［J］. 中国康复理论与实践，2003，9（7）：431-432.

第三章　物质依赖相关障碍

案例 11　**因失眠而起的镇静催眠药物成瘾**

于欣

一、案例介绍

F 老师，男性，63 岁，汉族，山东人，博士毕业，退休老师。服用镇静安眠类药物 30 年，服用剂量和频率逐渐增加，近 5 年来工作能力受损，被动接受戒断治疗，近 3 个月出现精神行为异常。

精神障碍家族史阳性，F 老师的堂弟被诊断"精神发育迟滞"，具体不详。既往史：1976 年被诊断高血压病，血压最高达 180/100mmHg，间断服用缬沙坦 80mg/d 治疗，目前血压控制在 140/90mmHg 左右。否认食物、药物过敏史。F 老师出生于山东，生长发育如同龄人。胞 4 行 1。母孕期无特殊。顺读至高中，成绩名列前茅。1978 年考上上海某大学，大学期间开始出现睡眠问题，服用安眠药、练"气功"，曾有一段时间觉得自己状态特别好，睡眠问题也改善了，感觉自己的手指间能发出"气"来，后来被禁止练"气功"而中断了。1985 年读研，毕业后在某大学从事哲学方面的教学工作。工作期间完成博士学业。2003 年退休后仍继续在家乡从事教育工作。27 岁结婚，育有 1 子，配偶及儿子体健。病前性格内向孤僻、要强、工作方面追求完美，朋友少。无特殊兴趣爱好。否认吸烟史，否认嗜酒史，有社交性饮酒。

1978 年就读大学期间，无明显诱因开始出现失眠，表现入睡困难，早醒，眠浅多梦，白天乏力，感觉精力体力不足。起初通过运动来改善睡眠，效果一般，睡眠仍时好时坏。

1989 年硕士毕业后开始从事教书工作。自感备课压力大，总认为自己不如别人。失眠加重，睡眠时间进行性减少。伴头疼、头发紧。开始自服氨酚咖匹林片镇痛治疗，起初每日用 1~2 片能缓解疼痛，逐步需要增加用量才能起效，最后增加到日高量 16 片。停药时头痛难忍，坐立不安，失眠。为改善睡眠自行外购大量镇静催眠药物，主要是艾司唑仑。起初每晚入睡前口服 2~4mg，睡眠情况能改善，白天能坚持教书。此后渐感到药量不足，自行增加艾司唑仑，最高达每晚 6~8mg 才能入睡。白天渐渐出现"思路不清"，自觉讲课费力。自行白天增加艾司唑仑用量。逐渐发展成每天隔几个小时就要服用艾司唑仑。如停用艾司唑仑，会出现心慌、手抖、坐立不安、出汗、烦躁、入睡困难等表现。1989—2016 年期间艾司唑仑日高量 20 片。期间家人多次劝阻无效，有私藏药片、偷服的情况。

2016 年 7 月底家人为帮助其戒药，强制送至河北省某医院住院治疗，诊断"抑郁焦虑状态；安定依赖"，予舍曲林 50mg/d、丙戊酸钠 250mg/d、喹硫平 300mg/d、右佐匹克隆 3mg/d、氯硝西泮 3mg/d 治疗。病情未见明显好转。出院时仍情绪不稳定，易怒。出院后 F 老师自行减停舍曲林、丙戊酸钠，网购大量镇静催眠药物。曾同时服用右佐匹克隆 6mg/d、氯硝西泮 4mg/d、艾司唑仑 6mg/d、阿普唑仑 2.4mg/d、氨酚咖匹林片 8 片 /d、喹硫平 600mg/d。逐渐出现发呆、走路不稳、话少、面无表情等表现。但未进行系统治疗。

2019 年 1 月 F 老师病情加重，逐渐出现精神恍惚、分不清梦境和现实，此时实际的用药情况不详，每天睡 20 小时左右，只有早上 8 点至中午 12 点是清醒的。但清醒的时候常胡言乱语，如问其在做什么，称在练"气功"，实际坐在家里沙发上。半夜会突然醒来，光着脚、拎着包，说想要回家。曾半夜起床突然敲儿子的门，跟儿子说"你该去赶火车了"。2019 年 2 月初开始出现说话口齿不清，可以理解别人说的话但无法用言语表达回应，发音、找词困难。行为荒谬，不可理解，如拿出一张废旧的课程表跟人说"这个东西非常重要"。经常分不清白天或晚上。2019 年 3 月 16 日来笔者所在医院门诊，诊断"药物依赖综合征"，收入院治疗。

【躯体及神经系统检查】

意识清晰，体温 36.1℃、脉搏 98 次 /min、呼吸 20 次 /min、血压 142/88mmHg。双上肢轻微震颤，双手轮替试验左手动作迟缓，指鼻试验左手欠稳准，脚跟顶脚尖走直线时身体摇晃难以保持平衡，四肢肌张力大致正常，四肢肌力大致正常。

【精神检查】

意识清晰，定向力完整，接触合作，问话能答，对答切题，口齿欠清晰、言语欠流利，语速稍迟缓，语量适中。未查及幻觉、妄想等精神病性症状。患者关于自己服药情况的说法与家属提供的信息有出入。交谈时总是不自觉说出很多服药的好处，比如"自己的睡眠问题就解决了""在备课时就特别有效率""讲课能生动有趣、滔滔不绝"等。可查及依赖综合征体验、戒断症状，患者认为服药是为了解决自己的睡眠问题，不吃药晚上睡不着觉，手抖、冒大汗，影响工作效率。情绪总体平稳，情感反应较不鲜明。注意力欠集中，有时需要重复提问。意志病态增强，对镇静催眠药物及镇痛药的强烈渴求，每天大部分时间沉迷用药，昏昏欲睡，醒后无法工作。记忆力下降，对既往的部分事件回忆不清，存在虚构的表现，阐述既往的事情与家人提供的实情不相符合。粗测计算力正常，一般常识及智能水平与同龄人大体相符。自知力缺乏，被动配合治疗，在家人劝说下住院，并不能真正意义上认识到滥用药物的危害，忽视自我的健康状况。

【辅助检查】

血常规、尿常规、便常规均大致正常。生化：血糖（GLU）9.36mmol/L，血尿酸（UA）462μmol/L，胆固醇（CHOL）7.02mmol/L，低密度脂蛋白胆固醇（LDL-C）5.93mmol/L，余大致正常。X线胸片示两肺纹理增重，两下肺野索条影。心电图示左前分支传导阻滞，非特异性T波异常。脑电地形图示轻度异常。腹部B超示脂肪肝，胆囊壁增厚，余未见明显异常。睡眠呼吸监测提示，睡眠潜伏期延长，睡眠连续性差，睡眠结构欠合理，睡眠效率低。MoCA评分25分，其中执行功能和延迟回忆扣分。数字符号测验显示，90秒内完成正确数17个（正常≥21个）。连线测验A完成时间109秒，连线测验B完成时间289秒（正常为48秒）。

【诊断】

1. 使用镇静催眠剂所致的精神和行为障碍
2. 滥用止疼药
3. 高血压

【治疗经过】

入院后缓慢减少艾司唑仑用量，同时监测患者生命体征，防止患者出现谵妄等严重戒断症状；同时予以认知行为心理治疗，对患者进行药物滥用、物质依赖危害的相关宣教。入院第1周，艾司唑仑用量在6mg/d时，患者出现入睡困难、坐立不安、情绪低落、双手震颤等戒断表现。在入院第2周时，减慢减药速度，维持艾司唑仑5.75mg/d治疗，患者戒断表现逐渐减轻，睡眠较前有所改善，增加了白天的睡眠，情绪较前平稳。入院第3周，继续减量至艾司唑仑3mg/d，患者睡眠时间较前延长，但睡眠质量差，眠浅易醒。白天乏力，伴躯体不适，诉"头部发紧"，情绪略显低落，自诉"没有之前那种兴奋、清醒的感觉"。增加曲唑酮12.5mg/d起始治疗。入院第4周，患者继续减量至艾司唑仑2mg/d，增加曲唑酮至25mg/d。患者情绪平稳，双上肢震颤、坐立不安情况明显改善，睡眠改善。获好转出院。

二、案例分析

F老师的案例给我们提供了"教科书般"的物质依赖障碍的疾病演进史。人类的行为总是趋利避害的，精神活动也同样是要追求愉快，避免痛苦。大脑里本身就藏有"化学百宝箱"，会让我们在困倦的时候清醒，沮丧的时候心情振奋等，但是体外同样存在一些物质，或者来自天然，或者来自人工合成，能够起到比脑内的化学物质强百倍甚至千倍的效果，能够帮助我们快速缓解疼痛、促进睡眠、对抗焦虑。一旦尝到了外源性精神活性物质的甜头，总有一部分人无法抵御它们的诱惑，从药物的使用者，最终变成药物的受控者。

老年精神科医生所见到的物质依赖病例，绝大多数都有使用酒或药物的漫长病史。酒精由于对中枢和外周神经系统、消化系统的累积损害，会更早（中年期刚进入老年期）寻求医学包括精神科帮助。而镇静安眠药物滥用，有一个漫长的增加剂量、试图自我控制减量、反弹后放弃控制的过程，一般求医的时候已经有多年药物滥用史，年纪也会偏大。还有一小部分患者（约1/3）是在老年期才出现物质滥用行为，物质滥用一般是继发于以下几种情况：①重大的心理社会应激；②某种精神障碍（常常是抑郁障碍）；③外科手术或有创操作后；④罹患严重躯体疾病。后两种情况常常由于持久而剧烈的疼痛，或对睡眠的严重干扰，导致患者寻求不断升级的镇痛药物或安眠药物。

在长期使用镇静催眠药物的患者中，大部分是女性，多有精神障碍，镇静催眠药物作为抗焦虑和辅助睡眠药物的合并用药，或者间断性使用，或者持续性使用，一般增加种类的可能性比增加剂量的可能性大。由于服药剂量不大，且多为长期药物使用者，很少出现戒断症状。所以这类患者判断到底是药物滥用，还是已经符合药物依赖的诊断标准，往往是十分困难的。但还有小部分患者，其中男性居多，最初可能由于失眠，通过诊疗途径接触到处方的地西泮类药物，由于苯二氮䓬类（BZs）药物独特的抗焦虑作用，患者会体验到前所未有的"平静、放松感"，正如本案例中的 F 老师一样，为了追求这种在日常生活中难以获得的"平静放松"体验，患者会想方设法保证持续用药，并且由于耐受性出现需要不断增加药量。这类患者往往服药情况比较隐蔽，即使至亲也难以获得患者真实的用药时长和用药量，对求医常采取回避态度，复发风险大。最终可能由于长期大量用药导致的躯体合并症如跌倒所致骨折、吸入性肺炎、营养不良等，在综合医院就诊。如果接诊医生受过相应的精神科训练，会考虑邀请精神科会诊，从而及早发现患者的药物依赖问题。

在老年期的物质依赖中，多种物质滥用或依赖并非少见。老年人使用非法药物的概率比较低，最常联用的精神活性物质是：镇静催眠药物、酒精、镇痛药。由于在不同时期药物的生产供应、监管政策、处方规定等有所不同，一个病史漫长的物质依赖患者，也会有丰富的使用不同精神活性物质的经历和心得。

在诊疗老年酒药依赖患者时，医生有时也会禁不住感叹：人生的痛苦太多，而应对的办法又太少。"何以解忧唯有杜康"，今人比古人聪明得多，何以解忧，岂止"杜康"。向人生终点越走越近的老年人，如果不能把阅历变成对人性和社会的深刻理解和宽容，不能把挫折变成应对苦难的勇气和技能，不能把生老病死变成对生命意义的领悟和达观，药物和酒就成了逃避现实困境的一种选择。

参考文献

1. TANNENBAUM C. Inappropriate benzodiazepine use in elderly patients and its reduction[J]. J Psychiatry Neurosci, 2015, 40(3): E27-E28.

2. CARA T, PHILIPPE M, ROBYN T, et al. Reduction of Inappropriate Benzodiazepine Prescriptions Among Older Adults Through Direct Patient Education[J]. JAMA Internal Medicine, 2014, 174(6): 890-898.

3. COOK J M, BIYANOVA T, MASCI C, et al. Older patient perspectives on long-term anxiolytic benzodiazepine use and discontinuation: a qualitative study.[J]. Journal of General Internal Medicine, 2007, 22(8): 1094-1100.

案例12 以幻觉体验和妄想首诊的 老年期酒精滥用

于欣

一、案例介绍

L先生，71岁，退休商人。经常性饮酒30余年，近5年变得自私冷漠、回避社交活动、健忘，近1年加重伴凭空视物和言语内容离奇。

L先生自复员后在一家工厂做管理工作。三十余岁辞职"下海"，先后开办过数家公司，十年前将生意交给儿子打理，基本处于退休状态。在做生意的三十多年中，L先生因应酬经常性饮酒，平均每周2~3次，以50°左右的白酒三四两（1两=50g）为主。L先生酒量颇高，家人诉虽饮酒频繁，但是几乎没有见过其醉倒不起或酒后失态，平日在家则很少饮酒。十年前退休后应酬活动大大减少，L先生在家饮酒次数反而增加，最初是每晚餐中饮白酒二三两（1两=50g），后听孩子们说红酒"可以软化血管"，改为饮用葡萄酒。常常睡前也要喝一杯红酒，称这样睡得踏实。最近五年家人发现L先生越来越不愿意外出参加社交聚会，过去常常主动约老朋友、老同事见面，现在即使是家庭外出就餐，L先生也显得不情愿，有时会找借口独自留下。对家人渐渐变得不关心，一次老伴胆囊炎发作，半夜里因疼痛难忍，让患者陪同去看急诊，L先生让老伴"忍一忍到天亮再说"，无奈老伴只能打电话叫儿子赶来送自己去医院。医院建议急诊处置后收入院手术治疗，老伴住院期间，L先生仅仅打个电话问了问情况，从未探视。以前L先生对小孙子视为珍宝，百般宠爱，现在则疏远冷淡，孙子来家，L先生有时甚至会躲到自己房间。有一次甚至当着家人面，说孙子"长得不像L家人"。家人都觉得L先生变得"冷酷自私，不近人情"。好忘事，如看了一半的电视连续剧，会突然想不起来主角的名字。记不清头一天的食谱，如老伴做了茄子，L先生会说，怎么又吃茄子，昨天不是刚吃过。有时去客厅里拿东西，到了客厅，却想不起来要拿什么。但患者从未出现过走失或遗失贵重物品，自己的财务如存款、理财仍可以打理。最近一年患者数次出现如厕时突然看见马桶里有"人脸"，有时让老伴来查看，有时自己放水冲洗后消失。患者最初显得紧张害怕，随后就没有那么紧张。这种情况大约一两个月出现一次。最近半年 L 先生数次让家人收拾东西，说一会儿有汽车从北京来，要接他去"中央"就职。有时自己收拾一些随身衣物，坐在门口，等车来。但是每次患者等候数小时未见有何动静，就自然回屋休息，事后也不再提及。就诊前几个月，L 先生不再说会有人接自己去工作，而是改称儿子要进京工作了，打电话给儿子催促卖房。儿子察觉患者的异样表现，遂带来精神科就诊。

接诊中 L 先生仪表整洁，但交谈显被动，病史基本由儿子叙述，医生在向患者澄清一些细节时，L 先生仅仅以"大概就是这样"或"差不多"回答，态度比较敷衍。医生直接与患者交谈时，L 先生合作度还好，应答切题，虽然在回答一些关键问题时仍有些搪塞。如问到是否曾经在马桶里看见人脸？L 先生称也可能是当初眼花了，并一再表示这个不是什么大事。问及如何知道自己和儿子要去"中央"工作？L 先生连连否认，称自己年龄大了，怎么可能还去"中央"工作？在追问下，承认儿子能力强，看到电视新闻里有选拔"年富力强"的干部，就"推测"儿子会被挑选上。在问及饮酒时，L 先生显得自在放松一些，承认前些年工作时出于应酬需要，常常饮酒，但是自己"并不馋酒"，喝酒的时候也比较节制，"主要是让生意伙伴喝好"。退休这些年喝酒纯粹是为了养生。承认自己记忆力有些减退，但是"上年纪的人哪能不忘事"，不认为自己变得自私冷漠，但同意自己对家人特别是老伴关心不够。

【辅助检查】

血生化提示甘油三酯和碱性磷酸酶偏高，血常规、电解质、甲状腺功能、激素、贫血三项、尿常规未见异常。脑电图示边缘状态。心电图示窦性心律，正常范围心电图，65 次 /min。眼动测定基本正常。红外热成像提示抑郁症的可能性大。诱发电位提示额叶功能受损。头颅 MRI 提示老年性脑改变，白质高信号。MMSE 评分 26 分，MoCA 评分 22 分。

【治疗】

氟西汀 20mg/d，劳拉西泮 1.0mg/d，维生素 B_1 30mg/d。并嘱患者停止饮酒，也告知家属多加关注。

一个月后复诊，患者比上次见面谈话略显主动，告诉医生自己"说到做到"，这个月滴酒未沾，老伴马上指出曾几次夜里看见患者端着酒回自己的卧室，患者笑笑也未否认。说自己有时候仍会冒出来儿子要进"中央"工作的念头，但是可以克制不再给儿子打电话核实。承认记忆力不好，说自己准备用一个记事本把重要的事情都记下来。对服药仍然有顾虑，但是可以接受医生的解释。处理：加用喹硫平 12.5mg 起，滴定到 75mg/d。

半年后患者复诊，未再出现凭空视物或言语内容离奇，社交活动仍显被动，但是愿意参加家庭聚会，对家人的关心有所改善。仍诉健忘，尤其是想不起人名。同意加入记忆门诊的随访队列。

二、案例分析

大多数老年人的饮酒习惯是年轻时养成的，而随着年龄的增长，不少老年人开始戒烟戒酒，生活方式变得健康了。如果年轻时酗酒无度，生存到老年的概率实际上是很小的，多半可能在中年的时候就因为酒精滥用所致的并发症如酒精性肝硬化、胰腺炎、心肌炎或严重的营养不良死亡。教材上所提到的酒精依赖所导致的严重的神经精神系统合并症，如韦尼克脑病，很少会发生在老年群体。然而，老年人中的酒精滥用问题仍然不少见。在许多社会文化中，有一种把老年人饮酒"正常化"的趋势，认为是无伤大雅的小嗜好、生活乐趣，甚至还有养生的功效。据酒类生产企业行业协会估计，养生酒占所有酒精类饮料份额不到 5%，但是增速超过了 50%，而养生酒的最大受众就是老年群体。我国缺乏老年人群中酒精滥用和酒精依赖的流行病学数据，国外报告在 65 岁以上老年人中，酒精依赖的患病率在 1% 左右，但是重度饮酒的患病率约是此数据的 2~3 倍。

这里就有一个不能回避的问题需要我们讨论一下。在酒精相关的问题中，存在着一个跨度极大的连续谱：绝对禁酒者—偶尔社交性饮酒者—社交性饮酒者—重度饮酒者—有害性饮酒或危险性饮酒（有时也用酒精滥用代指）—酒精依赖。在这个连续谱里，要想在社交性饮酒和重度饮酒，以及酒精滥用和酒精依赖之间划分一条清晰的分界线，临床上是十分困难的。DSM-5 就巧妙地回避了这种划界。除了酒精中毒和酒精戒断另算，酒精使用障碍这一诊断名称，囊括了从问题饮酒到酒精滥用直至酒精依赖的所有状况。笔者认为这种做法是明智的。相反，ICD-11就有一点"愣头青"，在"酒精使用所致障碍"的条目下，列出了近30个类别，囊括了从酒精单次有害性使用一直到酒精所致焦虑障碍，看似无所不包，实则令临床医生难以下手。因为酒精使用在一个个体身上，会在横断面上呈现不同的损害形式，也会在时间纵轴上，在生命的不同时期，产生不同的影响。分类越细，反而令诊断操作越难。不如大而化之，先看患者是否符合医学上应该干预的对象，再看主要的临床问题都是哪些，需要什么干预。

饮酒的害处是确凿无疑的。许多教材甚至之前世界卫生组织（WHO）都发过所谓安全饮酒量：每天不超过一个标准杯（烈酒50g，葡萄酒一杯，啤酒一罐）。这个量看似不多，却无法做到因人而异。而且随着年龄的增长，身体对酒精的代谢能力下降，同样的酒精摄入量造成的健康危害也可能增加。此外，我们还应该考虑到所谓的"量效关系"：即使年轻时并非纵酒无度，但是经年累月的饮酒，造成总的暴露量增加，到了老年期，也会容易出现各种健康问题。而中枢神经系统最为敏感，神经精神症状可能表现得更早。

酒精使用最常导致的精神障碍是抑郁发作。抑郁情绪与酒精滥用有着相伴相生的复杂关系，但是在老年期，抑郁情绪常常会让渡给淡漠，即使我们能察觉出患者有一些抑郁体验，但是总体上的情感平淡、动机减退、社交回避和同理心消失都会让抑郁症状退居二线。淡漠综合征也可能是人格衰败的表现之一，与自身仪表包括个人卫生忽视、社交不恰当、低级意向亢进等一同构成酒精所致的人格改变。

酒精使用所致的幻觉和妄想最常见于震颤谵妄状态，但是也会出现在连续饮酒期。听幻觉与嫉妒或被害妄想最为常见，但在老年期也会出现视幻觉，或其他形式的妄想，如本案例中夸大性质的妄想。在老年期，酒精所致的幻觉和妄想有时会以一种奇异的形态存在，患者虽然有生动的幻觉体验，或妄想信念，却常常能够意识到这些内容的荒谬性，似乎给自己预先留下了转圜的余地，可以接受劝解，也不会一意孤行。

酒精使用与认知损害的关系最为复杂。酒精所致的痴呆肯定是存在的，但应该是大脑持续性病变的一个最终结果，即痴呆应该继发在韦尼克脑病或科萨科夫综合征之后，而且还可能是营养不良、头部外伤等多重打击的结果。因此，在老年期如果仅仅凭长期饮酒史和目前的痴呆状态，而考虑为酒精所致痴呆，未免过于草率。一般认为，酒精性痴呆在戒酒后认知损害会停止发展，甚至有改善趋势。但是在老年期，由于掺杂着神经退行性变的病生理改变，即使确诊的酒精性痴呆病例，也没有太多恢复的空间。酒精造成的认知损害主要在近期记忆、抽象推理、视空间和精细运动领域，较少影响判断决策和远期记忆，一般也不会出现语言功能障碍。加上物质滥用患者性格上特有的浮夸，门诊上会碰到那类健忘明显，却跟医生自来熟，夸夸其谈的老年酒精滥用患者。

戒酒是所有治疗措施的第一步。SSRIs 有一定的抑制饮酒欲望的作用，同时可以改善和提振患者情绪。苯二氮䓬类药物有助于缓解戒酒期间的焦虑。适当补充 B 族维生素，对于进食不好的患者是必要的。如果幻觉或妄想状态比较顽固，可以考虑使用小剂量抗精神病药。目前没有证据能够证明胆碱酯酶抑制剂对酒精所致认知障碍有效。但是显然，对这类患者的认知功能进行定期检测是十分必要的。

参考文献

1. MANUEL M, AUSÍN B, SANTOS-OLMO A B, et al. Alcohol use, abuse and dependence in an older European population: Results from the MentDis_ICF65+ study[J]. PLoS ONE, 2018, 13(4): e0196574.

2. LAL R, PATTANAYAK R D. Alcohol use among the elderly: Issues and considerations[J]. Journal of Geriatric Mental Health, 2017, 4(1): 4-10.

3. WOOK K J, YOUNG L D, CHUL L B, et al. Alcohol and Cognition in the Elderly: A Review[J]. Psychiatry investigation, 2012, 9(1): 8-16.

案例13 老年难治性幻肢疼痛的催眠与药物综合治疗

潘成英

一、案例介绍

P女士，67岁，退休工人，因"感切除的右下肢疼痛2年余"入院。

2011年12月12日患者因右下肢动脉血栓造成肢体坏死，先后2次手术取血栓，但又栓塞，此后行8次手术切除从右足至右膝关节上15cm肢体。未截肢前患者因缺血性疼痛注射过吗啡、哌替啶，术后一个月内感切除的肢体疼痛，开始为右小趾切口处疼痛，发展至右足底痛，逐渐扩大至右侧腹股沟以下肢体（包括截除的肢体）疼痛。与截肢前的缺血性疼痛一样，疼痛性质以锐器切割感为主，也有电击感，令患者难以忍受。患者反复就诊北京各大医院疼痛门诊，服用过各种抗惊厥类及各种止疼类药物，均无效。同时也接受过残肢末端注射肉毒毒素、脊髓电刺激治疗，患者也觉得疼痛没有缓解。因为幻肢痛明显，无法安装假肢，患者自手术后一直坐轮椅。疼痛科医生建议配合抗焦虑治疗，给予谷维素、劳拉西泮，但患者未服用。2014年7月24日就诊于笔者所在医院门诊，每日服氨酚羟考酮（羟考酮5mg，对乙酰氨基酚325mg）8～10片，每4～5小时服1次，每次2片。否认持续的情绪低落及兴趣减退等。

【既往史及个人史】

阵发性房颤30年，做过2次射频消融，平素服阿司匹林、华法林抗凝治疗。家族史阴性。个人史：兄妹8人，行3，患者为家中长女。幼年生长发育无异常。适龄上学，初中毕业后参加工作，退休前是某纺织厂工人。有过两段婚姻，与前夫育有1女，1986年离婚，1988年再婚。截肢后与丈夫在女儿家生活。丈夫脑梗死，能自我照顾，但照顾不了患者。病前性格大大咧咧，不计较，注重仪表。否认精神活性物质滥用史。

【精神检查】

意识清楚，自述病情，条理可。患者感右腹股沟以下肢体（包括幻肢）疼痛，右脚疼痛最为剧烈，每天绝大部分时间都出现，令患者无法忍受，白天独处安静躺床上放松时能减轻些，和别人说话时疼痛加重。夜间疼痛明显，一个小时左右疼醒一次，需人协助翻身。存在情绪低落，但非持续性，情绪随疼痛加重和减轻而变化，疼痛严重时感活着没有意思，但无自杀观念。

【体格检查】

患者坐轮椅由家属推进诊室，右腹股沟 15cm 以下肢体缺如，余未见明显异常。

【神经心理学检查】

视觉模拟疼痛评分（VAS）10 分；HAMD（17 项版本）评分 24 分。PSG 示轻度阻塞型睡眠呼吸暂停低通气综合征。

【诊断】

躯体形式障碍

【治疗】

经过 22 次催眠治疗，同时合并文拉法辛日最高量 225mg，患者疼痛、抑郁情绪明显缓解，治疗结束时每日服氨酚羟考酮 2 片。

二、案例分析

幻肢痛（phantom limb pain，PLP）多在术后 1 个月或 1 ~ 2 年出现，手术后 6 个月内 PLP 的发生率为 50% ~ 75%。本案例中，患者在相当长的时期内经历缺血性疼痛、多次手术疼痛；术后 PLP 出现早、频率高、持续时间长、程度重，多种治疗方法无效，故考虑诊断难治性幻肢痛。

明末冯梦龙在《古今笑史》提到老年人"八反"之一："打却不痛，不打却痛"。这句话说明疼痛在老年群体中具有普遍性。一项针对欧洲 15 个国家和以色列的成人调查显示，19% 的成人存在超过 6 个月以上的慢性疼痛，60 岁以上的人群中慢性疼痛者约占 1/3。在社区居住的老年人中，25% ~ 86% 可能患有疼痛。中国社区居住人群中，疼痛的患病率随年龄增长而增加，在 18 ~ 30 岁、61 ~ 70 岁、81 岁以上人群中分别为 7.6%、25%、40%。在我国，引起老年人疼痛最常见的病因包括肌肉骨骼性疾病（特别是由于骨关节的长期劳损和老年内分泌失调引发的骨性关节炎）、神经性疼痛和癌痛等。在经历有创性治疗的患者中，疼痛的发生率可能也会更高。癌症患者中 80% 以上均伴有严重疼痛，提示医生对老年患者要注意疼痛评估。

疼痛是一个多维度现象，可呈多元性相互交叉的表现，如厌倦娱乐活动、自主活动和社会活动减少、焦虑、抑郁、睡眠紊乱、体位异常、食欲与记忆力减退和情绪不佳等。本患者存在情绪低落，但非持续性，情绪随疼痛加重和减轻而变化，疼痛严重时感活着没有意思，但无自杀观念。患者抑郁情绪不是主要临床表现，故不诊断抑郁障碍，但是在治疗时要加以关注。老年人使用止痛药和酒精很常见，女性比男性更容易使用止痛药。WHO 推荐三阶梯镇痛五大原则：①尽量口服；②按时而非按需；③按阶梯给药；④按个体给药－剂量滴定方法；⑤注意细节及实际效果，包括副作用防治。这五大原则不仅适用于癌痛，也适用于难治性非恶性疼痛。常被用来止疼的药物，有非甾体抗炎药、阿片类药物等。老年人应优先选用局部治疗，包括注射治疗（如关节注射、触发点注射）和局部贴剂等，局部镇痛药具有避免全身不良反应的益处。老年人使用全身镇痛药物时应采用侵入性最小的给药途径，首选口服途径，对于有吞咽困难或不能口服的患者，应选用透皮给药、经直肠、口腔黏膜等给药方式。药物治疗的持续时间极为重要。严重的间歇性或阵发性疼痛需要使用快速起效和持续时间短的药物治疗，而对于持续性疼痛，按时镇痛是最有效的方式，应接受长效或缓释制剂治疗。老年人的生理变化增加了其对某些镇痛药物的敏感性，导致有时需要较低的剂量，但仍应按照其对镇痛药物的反应进行剂量滴定。应从使用小剂量的单一药物开始治疗，然后进行缓慢剂量滴定。在单一药物无法缓解疼痛的情况下，可以使用具有互补作用机制的药物联合治疗，发挥协同镇痛作用，以实现较高剂量的单一药物更少的不良反应和更大的疼痛缓解。可同时考虑使用非药物策略，如物理疗法、认知行为方法和针灸等。治疗期间应定期监测，并根据需要对镇痛药物进行调整，以提高疗效并减少不良事件的发生。在为老年人提供个体化镇痛治疗时，必须充分考虑合并症和伴随药物，以尽量减少发生药物、疾病和药物、药物相互作用的可能性。

羟考酮是一种半合成的阿片类药物，与吗啡相比具有更高生物利用度，镇痛作用更强。羟考酮控释片用于缓解老年患者疼痛效果好而副作用小，近几年在疼痛诊疗科的处方量快速增长。但是这些药物也容易发生耐受。阿片耐受是指无疾病进展前提下，持续给予阿片类药物出现的一种现象，表现为镇痛效果减低，需要持续增加阿片剂量以维持同等镇痛效果。按美国 FDA 标准，阿片耐受是指已经按时服用阿片类药物至少 1 周以上，且每日总量至少为口服吗啡 60mg、羟考酮 30mg、氢吗啡酮 8mg、羟吗啡酮 25mg 或其他等效药物，芬太尼贴剂剂量至少为 25μg/h。这些提示我们在临床评估老年患者时要询问镇痛类药物的使用情况。本例患者服用羟考酮的剂量已经达到了耐受标准，但 ICD-10 诊断依赖综合征时，强调心理渴求，诊断时除外为了缓解疼痛而使用阿片类药物的外科患者。故本案例患者未诊断阿片类药物依赖综合征。

对疼痛的治疗往往需要多学科团队合作，并发挥精神科对疼痛管理的作用。疼痛与心理层面相互影响，某些类型心理治疗，如认知行为疗法、催眠疗法、生物反馈疗法等对疼痛管理有效。19 世纪中叶催眠疗法作为麻醉手段用于手术，之后的研究显示对于急性、慢性疼痛都有效。随着精神药理学的发展，某些类型的抗抑郁药物对非抑郁症的疼痛也有效果，如三环类阿米替林、SNRIs 类文拉法辛和度洛西汀。另外某些神经病理性疼痛如带状疱疹神经痛、三叉神经痛等，可使用抗抑郁药、抗癫痫药及抗心律失常药等。抗抑郁药的镇痛机制比较复杂，主要包括以下机制：①抑制脑干 – 脊髓背角的疼痛抑制系统，这涉及导水管周围灰质区的内啡肽和中缝核的 5-HT 镇痛系统。5- 羟色胺选择性重摄取抑制剂（SSRIs）就是通过此发挥作用。②影响到蓝斑核的去甲肾上腺素（NE）镇痛系统。5- 羟色胺和去甲肾上腺素再摄取抑制剂（SNRIs）是通过该机制发挥作用。③镇痛应用最多的三环类抗抑郁药，除了抑制 5-HT 和 NE 再摄取外，还具有 N- 甲基 -D- 天冬氨酸（NMDA）受体拮抗药作用、钙离子通道和钠离子通道阻断作用以及抗组胺作用（促进睡眠有利于镇痛）等。④抗抑郁药直接或间接影响内源性阿片系统，证据是抗抑郁药的镇痛作用可被纳洛酮所拮抗。研究证明，在缓解疼痛症状方面，NE 递质系统的作用比 5-HT 更为重要，如三环类药物

（TCAs）和 SNRIs 的镇痛效果强于 SSRIs 等药物，但 TCAs 因具有抗胆碱能等副作用而限制了其临床应用。

　　本例患者曾接受其他方法治疗无效，存在氨酚羟考酮耐受，而羟考酮存在呼吸抑制的副作用，PSG 示该患者存在轻度阻塞型睡眠呼吸暂停低通气综合征。因此治疗既要改善疼痛，又要兼顾安全。故考虑给予催眠治疗和 SNRIs 药物治疗。患者经过 22 次催眠及文拉法辛日最高量 225mg 治疗后，疼痛、抑郁情绪明显缓解。治疗过程中，随着疼痛的减轻，患者服氨酚羟考酮的次数明显减少，治疗结束时每日服 2 片，这也说明了患者对氨酚羟考酮没有心理渴求。

　　半年后电话随访，患者表示有时感疼痛，尤其在阴天，但可以忍受，疼痛时会使用自我放松技术缓解。白天坚持外出活动，在家可以做家务，人际关系和谐。晚上睡眠会醒 2 ~ 3 次，醒后能睡，患者称如果梦中醒后会感到疼痛。文拉法辛自 2015 年 10 月由 150mg/d（持续 4 个月）减至 75mg/d，氨酚羟考酮 2 片 /d。患者表示想尝试拄拐杖或安装假肢康复。

参考文献

1. BREIVIK H, COLLETT B, VENTAFRIDDA V, et al. Survey of chronic pain in Europe: prevalence, impact on daily life, and treatment[J]. European Journal of Pain, 2006, 10: 287-333.

2. WRANKER L S, ELMSTÅHL S, EKSTRÖM H. Pain and alcohol: a comparison of two cohorts of 60 year old women and men: findings from the Good Aging in Skåne study[J]. Scandinavian Journal of Pain, 2018, 18(4): 611-620.

3. 潘成英，王宏燕，于欣，等. 催眠联合药物治疗难治性幻肢痛的个案报道［J］. 中国心理卫生杂志，2017，31（2）：123-126.

4. 韩俊萍，田如新，覃旺军. 特殊人群的疼痛药物治疗管理——老年人的疼痛用药［J］. 中国疼痛医学杂志，2020（2）：85-90.

5. 王焕玲，赵美一，刘金锋. 抗抑郁药在治疗神经病理性疼痛的研究进展［J］. 中国疼痛医学杂志，2019（7）：537-540.

第四章　精神分裂症及其他精神病性障碍

案例 14　老年期首发的精神病如何做诊断？

于欣

一、案例介绍

L 先生，73 岁，汉族，河北人，高中文化。近 2 个月来渐出现体感异常及怪异解释，伴自伤和离奇言行。

精神障碍家族史阳性，哥哥患有"癫痫"，曾先后口服托吡酯、苯妥英钠、奥卡西平等治疗，目前仍有不定期的癫痫小发作，具体不详。患者既往体健。否认食物、药物过敏史。个人史：胞 4 行 2，患者出生于北京，不久后父亲工作调动至地方某机关单位工作，期间与地方某女子产生婚外恋，并育有 1 子。此后患者及兄弟姐妹跟随母亲回河北农村生活，从此也与父亲少有往来。患者生长发育如同龄人。适龄上学，顺读至高中毕业。患者一直在河北老家务农。25 岁结婚，婚后夫妻关系好。育有 1 子 3 女，子女及配偶体健。病前性格外向，性子急，敏感，善于交往，朋友多。无特殊兴趣爱好。吸烟 50 余年，每天 20～30 支。否认饮酒嗜好。否认其他精神活性物质滥用史。

L 先生于 2019 年 8 月初首次发病。起初无明显诱因出现咽喉部异物感，呈持续性，与吞咽进食无明显关系，但与心情有关，在异物感明显时会出现爱发脾气、坐立不安、烦躁等表现。后渐渐出现见肉就恶心，原来很爱吃肉，现在变成素食者。曾在当地耳鼻喉、消化内科就诊，先后行喉镜、胃镜等相关检查均未发现明显异常，因此未予药物治疗。1 个月后病情加重，开始出现一些奇怪的想法，让人难以置信。比如认为自己的嗓子里有两个喉咙；身上不时有类似虫子的东西游走，想要抢自己的食物吃。也逐渐出现一些怪异的行为，让人难以理解。

比如突然想要用牙签、螺丝刀等尖锐物体扎自己的手臂，边扎边说"我扎到你了吧？"；手里常拿着葫芦念念有词说"我这儿有个宝葫芦，太上老君驾到，你们都跪下！"；凌晨不睡觉，不停烧香拜佛；拿着斧头、铁钳在院子里乱敲，称自己在打"蛇精"；有时嘴里含着一口水长达数小时不下咽，称自己要"修仙"，家里有好多"神仙"；有时还会不停地绕电线，绕卫生纸等。情绪不稳定，喜怒无常。时而突然暴躁易怒，时而突然因小事哭泣，称自己是担心"老伴不知道能不能吃到好吃的，孙子会不会受苦"等。家人欲带患者至医院就诊，但患者认为医院会把自己的"功力"吸走，不肯就医。在哄骗下于 2019 年 10 月至笔者所在医院住院治疗。否认近期高热昏迷抽搐等表现。否认近期有活动增多、精力充沛、挥霍等躁狂表现。否认近期有情绪低落、精力体力下降、兴趣下降等抑郁表现。

【躯体及神经系统检查】

意识清晰，生命体征平稳。检查尚能配合。在家人陪同下自动步入病房。双侧瞳孔等大等圆，直径约 3mm，对光反射灵敏。心律齐，心脏未闻及明显杂音。双肺呼吸音清，未闻及明显干湿性啰音。腹部平软，无压痛反跳痛，未触及明显包块，未查及肠鸣音亢进或减弱。双侧巴宾斯基征阴性，脑膜刺激征阴性。四肢肌力及肌张力正常。

【精神检查】

意识清晰，定向力完整。接触主动，语速偏快，语量多。可查及大量夸大妄想，存在大量真性言语性幻听、假性幻听。如患者诉自己是领导人的"化身"，认为护士喊自己吃药的行为不礼貌，凭什么让自己排队；能听到领导人和自己说话，具体说话内容不愿多说；耳朵里总有苍蝇、蚊子的声音，但找不到；领导人想抽烟，就通过自己来抽，自己的嘴巴就会动，得一连抽 3 根领导人才会满足；坚信自己有两个喉咙，其中有一个开口在右侧牙齿后边，自己使劲咬住能把它闭合，或者吃卫生纸把它堵住；坚信自己体内有条龙，把自己的食物吃掉了。自我感觉良好，自我评价高，诉自己脑子很好使，过目不忘，觉得饭菜不好吃，没有自己做得好。情绪不稳，交谈时有时突然暴跳如雷，有时又突然流眼泪。否认自杀自伤观念及行为。入院后暂未观察到冲动言行。自知力不存在。

【辅助检查】

血、尿、便常规、生化、甲状腺功能未见明显异常。乙肝、丙肝、梅毒、HIV 相关检查阴性。心电图大致正常。脑电地形图大致正常。头颅 MRI：脑白质脱髓鞘，脑内散在腔隙灶，额窦、双侧筛窦及左侧上颌窦炎。心理测验：威斯康星卡片分类测验提示逻辑分析与认知执行功能水平可能中度降低。

【入院诊断】

1. 伴有精神病性症状的躁狂发作？
2. 精神分裂症？
3. 器质性精神障碍？

【治疗】

入院后予奥氮平 1.25mg/d 起始，逐步增加至 12.5mg/d。治疗期间未出现明显药物不良反应。入院 1 周时，患者言语量、语速渐恢复正常，夸大妄想及幻听等症状部分动摇。入院第 3 周，患者病情基本好转，恢复如病前。出院时精神检查：意识清楚，定向力完整。接触良好，语速、语量适中。夸大妄想及幻听基本消失。患者自诉喉咙好多了，只是还有点不舒服，但不影响进食。解释说之所以认为领导人在自己家，是因为家里挂着领导人的画像。自知力不存在。

出院 1 个月后电话随访，患者已回老家生活，由家属门诊代取药。据家属反应，患者目前自知力恢复，承认自己之前"脑子混乱、不正常"，谈及那段时间的表现显得有些羞愧，能接受药物治疗，目前奥氮平每晚 12.5mg。因服药后睡眠时间较病前有所增加，白天略显困倦，近 1 个月体重增加 5kg 左右，对药物有所抵触，需家人督促。出院后变得沉默，很少主动与家人聊天。交谈时有问能答，对答切题，思维连贯，未发现明显的反应迟缓。未见幻觉妄想等精神病性症状。情绪总体平稳，未见冲动伤人、自伤言行。生活基本能自理。能帮助做简单的家务，如照看孙子、做饭等。

二、案例分析

诊断老年期的精神病，第一要务是要判断精神病发作是否由"器质性"原因所致，约有一半的老年期精神病是"器质性"的（表14-1）。同时还要除外伴有精神病症状的情感障碍，有些老年期抑郁症患者会有丰富而突出的精神病性症状，往往会掩盖其情感症状，需要医生结合病史，再仔细地精神检查后予以鉴别。此外，还有一部分老年期的精神病是由早发的精神分裂症（多起病于青少年）或妄想障碍（多起病于中年）迁延而来，由于病情未愈或反复，最终由老年精神科医生接诊。针对 L 先生的案例，我们在这里仅仅讨论首发于老年期的"功能性"精神病，特别是老年期精神分裂症。

表 14-1　首发于老年期的精神病

"功能性"精神病	晚发性精神分裂症
	妄想障碍
	短暂精神病性障碍（短暂反应性精神病）
	持续性听幻觉（也可能是其他幻觉）
	妄想障碍个体的伴侣的妄想症状（感应性精神病）
"器质性"精神病	精神活性物质依赖
	躯体疾病伴发
	大脑病变所致（脑血管，感染，外伤，自身免疫，退行性变等）
	药物所致
	痴呆伴发的精神病

Kraepelin 所命名的"早发性痴呆"是指在青少年中出现的一种预后很差的精神障碍。但随后克雷丕林发现还有一些患者起病较晚，进展较慢，为了强调差异性，克雷丕林曾专门为这些患者创造了一个名词——"paraphrenia"，国内一般翻译为妄想痴呆。此后，早发性痴呆被 Bleuler 改为精神分裂症。1948 年，Bleuler 的儿子提出了晚发性精神分裂症（late-onset schizophrenia）的概念，特指在 40 岁之后起病的精神病，他认为，这些患者当中，一多半焦虑、抑郁色彩突出，有时还会出现意识混浊、激越甚至紧张性行为，人格和智力活动保持良好，十分像克雷丕林描述的妄想痴呆，但是为了跟自己的父亲保持一致，他使用了"paraphrenia-like state（妄想痴呆样状态）"这样一个暧昧不清的词汇；同

时他认为，在 40 岁之后起病的患者中，只有一小半症状上与青少年起病的精神分裂症没有区别。随后英国的精神科医生将 60 岁后起病的精神病发作命名为"late paraphrenia（晚发性妄想痴呆）"。而美国的精神科医生坚持称这类患者为老年期发作的精神分裂症。1978 年出版的 ICD-9 修订版，曾出现过"involutional paraphrenia（更年期妄想痴呆）"这样的诊断名词。1980 年出版的 DSM-Ⅲ，在精神分裂症诊断条目中，特意对起病年龄做了限制：起病年龄不能大于 45 岁，这些都反映了国际学术界对于起病较晚的精神分裂症是否与早发的精神分裂症是一个疾病实体，是有保留的。

自 ICD-10 和 DSM-Ⅳ起，精神分裂症的诊断不再受起病年龄限制，同时妄想痴呆这个词汇从专业文献中消失了，只有在讲到精神病学历史时才会提到。精神分裂症的诊断没有年龄限制，这样当然会提高诊断的一致性。但是并没有解决老年精神科实践中，如何对老年期首发的精神病做更加细致区分的疑问。而这种区分，无论对制定治疗方案、估计预后和制定长期随访计划，都是必要的。

结合 L 先生的案例，他起病还应该算是比较急的，幻觉与妄想都比较突出，因此我们无法用单一的"幻觉症"或"妄想障碍"来概括患者的完整临床相。同时患者的日常行为受到幻觉和妄想的困扰比较严重，并伴有强烈的情感色彩，以致医生需要考虑与情感障碍的鉴别。但是患者的情感变化与幻觉妄想内容息息相关，缺乏情感作为原发驱动力的配套症状。对抗精神病药物反应良好，精神病性症状消失较快。

我们尝试归纳一下老年期首发的精神病某一"亚型"的特点，寄期望于广大老年科医生对此深入研究，看看将来能否将其从"老年期精神分裂症"中剥离出来，形成一个独立的诊断实体。特点包括：①没有精神障碍家族史；②女性偏多；③起病前多有心理社会因素，起病较急；④幻觉妄想症状鲜明，以致患者出现"浸入式体验"；⑤情感色彩鲜明，人格保持完好，认知功能损害不突出；⑥对抗精神病药物反应良好，总体预后较好。

参考文献

COHEN C I, FREEMAN K, GHONEIM D, et al. Advances in the Conceptualization and Study of Schizophrenia in Later Life[J]. Clinics in Geriatric Medicine, 2019, 36(2): 221-236.

案例15　以钟情妄想为主要表现的老年期妄想性障碍

于欣

一、案例介绍

H女士，60岁，演员。因坚称被某男士爱慕追求，频繁向对方"示爱"，在家人劝说下来诊。

H女士自幼在戏校学艺，毕业后进入某剧团，一度在舞台上风头无两，最近几年开始转向教学工作。H女士一直以事业为重，三十多岁才在剧团领导的"撮合"下，与同剧团的伴奏演员结婚。为了坚持练功，保持体形，H女士婚后没有生育。夫妻感情还不错，但是H女士在家庭生活中一直比较强势。

最近几年，H女士逐渐感到演出时体力不如以前，演出效果也打折扣，就跟领导提出来慢慢脱离舞台，转向培养青年演员，并在戏校当兼职老师。在兼职上课期间，H女士与戏校负责教学工作的副校长接触较多，对方四十出头，精明能干，业务熟练，H女士从一开始对其就很有好感。渐渐地，H女士感到副校长总是有意无意地亲近自己，会花更多时间来自己课上观摩。每次自己去上课的时候，副校长总会格外注意自己的仪表，会比平时更优雅得体。H女士心中猜疑副校长可能在"暗恋"自己，但一直无法确认。直到一次任课老师开集体备课会，讨论一出古典戏剧时，副校长评论剧中人物的感情关系"情比金坚"，H女士突然"顿悟"，这是副校长借此表达他对自己的爱情是不容置疑的。此后，H女士在不上课的时候也会去戏校，只为找机会见见副校长；有时送过去一些自己做的食物，副校长随手分送给同事，H女士认为这是副校长让大家分享他们"爱情的喜悦"；有时去帮助副校长的办公室整理内务，打扫卫生。渐渐同事们察觉出来H女士的异常，禁不住开始议论纷纷。副校长也曾委婉地向H女士表示自己早已成家，对H女士的感觉，像对老前辈一样，完全就是敬重之情。这番解释反而让H女士更坚信副校长是一片真心爱自己。1个月前，H女士郑重地向丈夫提出离婚，并专门去定做了旗袍，准备同副校长商量婚姻安排。副校长在学校的安排下，去外地培训，H女士一天打十几个电话，无奈对方只得关机。1周前，H女士准备订车票去外地探访副校长，被丈夫和同事劝阻。今日在劝说下来诊。

H女士衣着得体，讲话慢声细语，顾盼流彩，表情生动。承认自己不愿意来医院就诊，不认为自己是精神病患者，但是既然来了，愿意跟医生讨论一下"爱情问题"。H女士认为自己生活作风一贯非常严肃，但这次副校长"热烈大胆的追求"，也让自己打开了心扉，在现实生活中做一次"化蝶的祝英台"。交谈中，H女士也承认，副校长迄今为止从来没有当面口头上或文字上明确表示过爱意，而且也知道副校长家庭生活美满，但是仍坚信"爱情的力量可以战胜一切"。最终，H女士同意对此事先做"冷处理"不再提离婚的事，也不再对副校长穷追不舍，因为"真正的爱情经得起考验"。H女士坚决拒绝服用精神药物，但承认这一段时间确实生活常规被打乱了，自己睡眠饮食都有些不正常，如果自己调整不好，愿意继续来医院向医生求教。

此后半年左右，H女士或在家人陪同下，或自行来院就诊数次。得知H女士已经终止了在戏校的兼职工作，只在剧团辅导青年演员。期间给副校长打过几次电话，有的没有接通，有的对方简单寒暄几句就很快挂断了。H女士并无出格举动，她自己说"感情还在"，但是"有人不够勇敢"。感觉这段时间"心身疲惫"，做事的时候力不从心，容易走神。但是否认有情绪低落，兴趣变差。仍然排斥精神药物，但是同意进行相关检查，神经认知测查、脑电图检查以及头颅磁共振成像检查均未发现异常。

二、案例分析

钟情妄想，也有人称之为色情妄想，是一种十分古老的精神病理现象，最早甚至可以上溯到希波克拉底和盖伦的医案。克雷丕林把精神障碍分为三大类：躁狂－抑郁精神病（manic-depressive insanity）、偏执狂（paranoia）和早发性痴呆（dementia praecox），进而又在偏执狂中细分出三个大类：迫害狂、嫉妒狂和夸大狂。色情妄想，当时克雷丕林称之为色情狂（erotomania或eroticism），与身出名门、发明、先知或圣人妄想都归为夸大狂。法国精神病学家Gatian de Clérambault对钟情妄想做了丰富而细致的描述，并根据病程和疾病转归将其细分为两型，故有人也将色情妄想称之为 Clérambault 综合征。实际上，Clérambault 所述的两型钟情妄想，其中一型可以划归到克雷丕林的偏执狂，另一型可以是精神分裂症或其他精神障碍的特殊表现形式，在分类学上并无特殊。

　　大多数文献都认为钟情妄想多发在较为年轻的女性（约占 70%）、社会地位较低、既往很少或完全没有浪漫关系、社交生活孤僻、相貌上缺乏吸引力等人群中。而"钟情"的对象多处于较高的社会等级，有的甚至是社会名流或政治领袖。两者的交集很少，或者完全没有过任何私下交集。曾经有学者推测钟情妄想的产生可能与社会上保守的性观念，特别是女性性压抑有关，认为随着社会风气的开放，对性的宽容，钟情妄想的发病率会逐渐下降。持此观点的人还特别引用了费立鹏等人于 20 世纪 90 年代在我国所做的精神分裂症研究，其中存在钟情妄想的有 9.4%，说明当时中国人在表达自己的性兴趣上过于隐晦。然而，更多的研究表明，钟情妄想并非会随着社会进步而减少。而起病于中老年的女性患者，更可能会钟情比自己年轻的对象。如案例中的 H 女士与爱恋对象相差近二十岁。而笔者所接诊的另一个晚发的女性精神分裂症患者，突出的症状之一就是存在"国家有政策给所有独身老太太配一个年轻小伙当丈夫"的想法。

　　钟情妄想的发生可以是渐进的，日积月累的证据逐渐坐实了被钟情对象所爱的信念；也可以是突发的，某一讯息电光石火般让患者领悟到了自己被爱，随后会将过往的点点滴滴串在一起，编织成牢不可破的爱情证据链条。形成证据链条的推理过程真可谓费尽心机，"爱人"示爱的手段则充满奇思妙想。领带的颜色、新理的发型、日常的点头致意乃至公开的致辞和文字，都会变成传情的信号。而一切通常会让面薄的求爱者退避三舍地打击如对方已婚、俩人素未谋面、地位悬殊等等，反而更加坚定了患者的爱情信心。钟情妄想患者常常因为频频写信、打电话、跟踪而造成钟情对象的困扰，甚至引起法律纠纷。但是出现攻击或伤害行为的情况极为罕见。老年的女性钟情妄想患者，在行为上不会那么激进。以 H 女士的个人经历、身份地位和修养，在"追求爱情"的举动中，当众表白、为爱离婚，恐怕已经是她能做出来的最大尺度。笔者诊治的一例老年女性钟情妄想患者，在与爱恋对象纠缠的一年多时间内，多次给爱恋对象的妻子送贵重礼物如珠宝、化妆品，患者的理由是"她的丈夫真正爱的人是我不是她，所以我要补偿她"。

　　"对质"作为阻吓一般暗恋对象纠缠的办法，对钟情妄想患者毫无用处。甚至会更加坚定他们对爱情的信心，同时也会将策划者归入千方百计阻挠自己获得真爱的坏人团伙。这也是钟情妄想的患者会衍生出被害妄想的原因之一。许多钟情妄想都会持续很久，有的研究者甚至报告了病程长达三十到四十年的案例。当然，在漫长的病程中，钟情对象有可能会数度更换，这也说明，钟情妄想的核心，不是那个让他/她念兹在兹的心仪对象，而是自己这颗"被忠贞的爱情紧紧包裹的心"。从这个角度看，我们就能理解金岳霖对林徽因是真爱，而 H 女士对副校长是妄想。

既然对质解决不了问题，精神科常规治疗是否能消除钟情妄想？零星的病例报告谈到了抗精神病药物对钟情妄想的治疗效果，大多认为抗精神病治疗有可能减轻患者的攻击和冲动，但是很难打消甚至动摇患者的妄想本身。也有报告采用了 ECT，可惜妄想的缓解持续仅仅数周。比药物治疗和物理治疗更为关键的，是要处理经治医生与患者的关系。这个关系的距离感最难把握，颇有几分像孔夫子所描述的：近之则不逊，远之则怨。不批评、不附和、不论断，应该是经治医生的基本原则。同时尽量维持与患者的关系，站在患者的立场上，设身处地为她考虑，提出建议。本案例中，H 女士不肯接受抗精神病药物治疗，同时，就其行为后果，又不需要采取强制性的治疗措施。经治医生把患者的身心健康作为关注点，时刻从维护患者的角度出主意，提建议，尽力让患者保持在治疗关系中。这个策略是成功的，虽然 H 女士没有接受药物治疗，但是仍把医生作为可以信任的倾诉对象，保持了随诊。同时戏校采取的"隔离"措施也起到了一定效果，让 H 女士弱化了行为动机，避免了不良后果。

有关钟情妄想（也包括被害妄想）的成因，精神分析学派曾按患者性别给出了一套复杂的解释模型。但时至今日，即使是精神分析最坚定的拥趸者，也羞于示人。然而，很少能有人抵抗从心理层面解释钟情妄想的发生机制的诱惑。钟情妄想虽然远不如被害妄想和关系妄想普遍，但是各种心理解释理论却汗牛充栋。以至于 DSM-Ⅲ-R 将钟情妄想置于妄想性障碍中，并没有对此做过多的心理机制分析，这一做法还受到了资深临床精神病学家的表扬。

钟情妄想既可以是妄想性障碍的主要表现形式，也可以是精神分裂症的症状之一。有时候，躁狂发作时也会出现钟情妄想，其夸大色彩更加浓烈。笔者做住院医师时曾管过一位躁狂发作的女大学生，患者住院时忙着书写自己的婚礼请柬，分发给医护人员和病友。婚礼的主婚人是某元帅，证婚人是某领导人，而新郎则是当时红极一时的男演员。有意思的是，该患者只陈述自己要跟男演员结婚的"事实"，绝口不提自己的恋爱经过。所以也有医生将躁狂发作中的钟情妄想归入夸大妄想。

值得注意的是，妄想性障碍与偏执型精神分裂症有一定的迁移关系，即患者在一定时期内以单一的妄想或相关的妄想组合为主要临床相，没有或很少有其他精神病性症状，情感反应相对适切，人格也保持相对完整。但随着时间推移，妄想逐渐泛化，可能出现幻觉，情感变得平淡，人际关系与社会生活功能严重受损，这时我们需要认真评估患者是否已经符合精神分裂症的诊断标准。如果钟情妄想仍然是其中主要临床症状之一，仔细的临床医生会发现其中性质的微妙变化：单一的钟情妄想往往弥漫着悲情成分，仿佛琼瑶戏中的主角，有一种为爱而牺牲一切的坚忍和自我标榜。而一旦这种悲剧感消失，恐怕也就意味着患者逐渐滑向精神病谱系中更为严重的一级。从这一点来说，笔者很欣赏十九世纪的精神病学家对钟情妄想的称谓——"erotic melancholy（色情忧郁症）"。

参考文献

1. MARTIN B. Erotomanic stalking in evolutionary perspective[J]. Behavioral Sciences & the Law, 2003, 21(1): 83-88.

2. JORDAN H W. Erotomania revisited: thirty-four years later.[J]. Journal of the National Medical Association, 2006, 98(5): 787-793.

3. KELLY B D. Love as delusion, delusions of love: Erotomania, narcissism and shame[J]. Medical Humanities, 2018, 44(1): 15-19.

4. PHILLIPS M R, WEST C L, WANG R. Erotomanic symptoms in 42 Chinese schizophrenic patients[J]. Br J Psychiatry, 1996, 169(4): 501-508.

5. SEGAL J H. Erotomania revisited: from Kraepelin to DSM-Ⅲ-R.[J]. American Journal of Psychiatry, 1989, 146(10): 1261-1266.

第五章　双相障碍

案例16　进入快速循环的老年双相障碍

于欣

一、案例介绍

W女士，77岁，汉族，北京人，高中文化，退休。抑郁发作3年后出现兴奋话多活动增多，确诊双相障碍5年后患者的情绪发作逐渐频繁，发作或"转相"次数大于每年4次，总病程达25年。

精神障碍家族史阴性。既往史：2010年诊断"桥本甲状腺炎"，坚持服用左甲状腺素钠片治疗，病情稳定。否认食物、药物过敏史。个人史：胞3行2，出生于北京，生长发育同于正常同龄人。适龄上学，学习成绩好，与同学、老师关系融洽。顺读至高中毕业后分配到北京某工厂工作。因工作能力强，间隔几年就升职，后一直从事管理层工作，管理全车间数百人。和同事、领导关系好，是同事心中的好大姐，领导的得力助手。因平时忙于工作，没有特殊兴趣爱好。工作至1995年因病退休。1967年结婚，婚后夫妻感情好，育1子1女。现已绝经。病前性格外向，开朗，要强，善于交往，朋友多。否认烟酒等不良嗜好及其他精神活性物质滥用史。

患者在1995年5月首次发病。当时工作压力大，渐出现失眠，入睡困难；心情差；话少；对什么都没有兴趣；什么都干不了，整天躺在床上。服用中药治疗未见好转。同年7月首次就诊笔者所在医院门诊，考虑为"更年期抑郁症"，以马普替林片（日高量75mg）为主抗抑郁治疗，20天后病情缓解。至同年9月患者自行停药，此后情绪一直较稳定。

1996年初无明显诱因再次出现上述症状，治疗同前。1个月后病情逐渐缓解，未再坚持服药。后因自行减、停药物反复出现上述症状，一直于笔者所在医院门诊治疗，病情时好时坏。完全缓解期可持续 2 个月至 1 年不等。

1998 年 2 月无明显诱因出现兴奋、话多、活动多，精力充沛，每天仅睡 3～4 小时也不觉得累，乱花钱。持续 10 余天后自行缓解。此后患者交替出现情绪差或兴奋、话多表现。情绪差时不与家人说话，不愿吃饭，整天躺在床上。兴奋时话多，活动量大，乱花钱，容易发脾气，经常故意给老伴找茬，睡眠需要减少，整天精力充沛，有很多计划但很难坚持做完。发病时多数情况表现为情绪低—基本缓解（几天至几周）—情绪高—完全缓解（1 周至数月），于季节交替时波动较明显。

2003 年开始患者每年的发病次数逐年递增（至少每年 4 次以上，包括情绪高涨与低落）。曾分别以"躁狂状态""抑郁状态"先后 2 次入住笔者所在医院，诊断为"双相障碍"，予碳酸锂片（日高量 750mg）、丙戊酸钠片（日高量 600mg）等治疗，均基本达到完全缓解出院。院外一直坚持门诊治疗，但服药欠规律，常自行减、停药物。先后曾予抗抑郁药马普替林片（日高量 150mg）、米安舍林片（日高量 90mg）、帕罗西汀片（日高量 20mg）、舍曲林片（日高量 50mg）、阿米替林片（日高量 225mg）、米氮平片（日高量 30mg）、文拉法辛缓释胶囊（日高量 150mg）、氯米帕明片（日高量 75mg）、安非他酮片（日高量 300mg）及心境稳定剂碳酸锂片（日高量 750mg）、丙戊酸钠片（日高量 600mg）、丙戊酸钠缓释片（日高量 500mg）、拉莫三嗪片（日高量 150mg）治疗。先后合并过抗精神病药舒必利片（日高量 300mg）、奥氮平片（日高量 5mg）、喹硫平片（日高量 200mg）、齐拉西酮片（日高量 40mg）等，仅服用碳酸锂及丙戊酸钠疗效较好，其余均无明显疗效。部分药物出现比较明显的不良反应：服用舒必利出现明显手抖；喹硫平出现心动过速、头晕；文拉法辛胶囊及米氮片均出现肩膀向一侧倾斜、走路不稳；拉莫三嗪、奥氮平出现大小便失禁。

2010 年 8 月初，患者无明显诱因再次出现情绪差，话少，整天躺在床上不愿动，觉得活着没有意思。9 月初患者自行服用艾司唑仑 60 片自杀未遂，抢救脱险数天后患者渐出现话多，诉脑子不停想事，每晚仅需要睡 1～2 小时。凌晨 1 点—2 点清醒后收拾房间、大声骂人或给女儿打电话，自觉精力旺盛，话多，走在街上见到认识的人主动打招呼、讲话滔滔不绝，乱花钱，容易发脾气。同年 9 月第 3 次入住笔者所在医院，喹硫平片（日高量 150mg）、丙戊酸钠片（日高量 800mg）联合电休克治疗 27 次，显好出院。一个月后又出现抑郁发作，2011年 1 月以"抑郁状态"第 4 次住院治疗。此后患者病情时有波动，情绪多于春秋季节时偏低，服用抗抑郁药物后常很快变得兴奋，但多数时间情绪均偏低。

2014 年 11 月下旬患者再次出现兴奋话多，自我感觉良好，言语夸大，滔滔不绝。常手舞足蹈，行为莽撞，不计后果。不停做各种家务，自称"都不在话下"。说要泡木耳就把好几斤木耳丢在大洗衣盆中泡发；和面时加入肥皂；在家翻箱倒柜，声称要搞卫生，但基本是只乱翻而不整理。表情愉快，但情绪不稳，波动较大，时哭时笑，容易因小事被激怒。食欲及性欲亢进，几乎每晚要求与丈夫过性生活。稍不满意则对丈夫恶言相向，抱怨丈夫 40 多年前曾有的风流史，当着儿女面羞辱丈夫，言语污秽，但未出现对他人的轻佻行为。入院前 1 周门诊予齐拉西酮肌内注射治疗，患者兴奋性有所降低，但换为口服片剂后控制不佳，于 2014 年 12 月上旬以"双相障碍，目前为不伴精神病性症状的躁狂发作"第5 次住院治疗。入院以丙戊酸钠缓释片（日高量 1 000mg），喹硫平片（日高量 200mg）稳定心境治疗。住院 5 周后，患者病情达完全缓解出院。

W 女士第 5 次出院后，一直在门诊接受治疗。仍然处于频繁的情绪波动，大多数时间都处于抑郁状态。间断出现躁狂发作。2016 年 3 月发现患者表现呆滞，问话少答，白天昏睡，夜间不眠，有时表现糊涂，不认识家人，行为紊乱，如不穿衣服四处摸索。同年 4 月份的 MRI 检查报告提示"脑桥、双侧大脑半球多发缺血性梗死灶，部分软化灶形成，脑白质疏松，老年性脑改变"，两次在神经科住院治疗。出院后言语功能损害，听不懂别人讲话，表达受限，仅能用单音节词表示自己的想法如饿、疼。大小便失禁，无法独立行走。情绪高涨和低落的波动性不像以前那样鲜明，有时会在环境改变时（如老伴过世或照顾者换人后）出现情绪问题，但主要表现为情绪突然失控如大声哭泣或欣快，如一边摇头晃脑地唱儿歌，一边嬉笑。常有刻板动作如不停用手指划桌面，进食或饮水时不吞咽，含在口腔里，过一会又吐出。

二、案例分析

1974 年，Dunner 等在分析碳酸锂治疗双相障碍患者的疗效时，发现疗效差的患者有一个共同的特点：在过去 12 个月里，有至少 4 次心境发作（躁狂、轻躁狂或抑郁）。他将这一类型的特殊患者称之为"快速循环型（rapid cycling，RC）"。此后有研究者发现这类"特殊类型"在双相障碍患者并非少数，至少有20%的患者符合快速循环的定义。1994年出版的DSM-Ⅳ首次在双相障碍的诊断标准中出现了快速循环特征（rapid-cycling specifier）：在先前的12个月内至少有4次符合躁狂、轻躁狂或重性抑郁发作诊断标准的心境发作。每次发作期间至少存在2个月的部分缓解期［达不到抑郁症（major depressive disorder，MDD）或躁狂标准］或2个月的完全缓解期，或者由一种心境"转换（switch）"为另一种完全相反的心境发作。

　　一般认为，容易出现RC的双相障碍患者的特征是：女性，较早的起病年龄，较高的发作频率，合并物质滥用，童年期创伤，肥胖，围产期并发症，更多更长地使用抗抑郁剂，具有非典型抑郁症状。没有确切的数据告诉我们，老年期的双相障碍患者中，有多少出现RC。但是有研究提示，晚发性老年期双相障碍（起病年龄≥50岁）中，以双相Ⅱ型为多，更容易出现RC病程。一旦出现RC特征，就意味着双相障碍患者的预后更差，即社会功能受损、认知损害、生活质量低下、病程迁延。

　　结合W女士的病例，笔者在这里想重点讨论有关治疗的两个问题。第一是抗抑郁剂用不用？治疗RC没有"特效药"，也没有哪个药物有RC的适应证。用哪个药不确定，但不能使用哪些药很重要。有些药物会诱发情绪波动，增加RC的风险，见表16-1。

表 16-1　增加快速循环风险的药物

药物种类	药物名称
精神类药物（含精神活性物质）	抗抑郁剂
	苯二氮䓬类药物
	锂盐
	兴奋剂
	苯丙胺类
	可卡因
	苯环己哌啶

续表

药物种类	药物名称
中枢神经系统用药	左旋多巴
	丙环定（卡马君）
	苯海索
消化用药	甲氧氯普胺（胃复安）
抗结核药	异烟肼
抗高血压药	卡托普
	依那普利
激素类药物	糖皮质激素
	雌激素
	甲状腺激素
减充血剂	伪麻黄素
	去氧肾上腺素（苯肾上腺素）
抗肿瘤药	丙卡巴肼（甲基苄肼）
支气管扩张剂	异丙托品、沙丁胺醇、茶碱类

　　这里面最有争议的恐怕就是抗抑郁剂的使用。20 世纪 80 年代 5- 羟色胺选择性重摄取抑制剂，百优解（Prozac，通用名为氟西汀，fluoxetine）面世后，诊疗抑郁的主战场迅速从专科医生转移到家庭医生那里，而百优解也开始进入大众语汇：1990 年百优解第一次登上美国新闻周刊的封面，其后又数次登上时代周刊封面。百优解曾模仿美国著名洗衣粉品牌汰渍做过一个广告，宣称：Prozac, wash your blues away!（百优解，把抑郁冲刷干净！）很难说欧美国家存在着抗抑郁剂的滥用，因为即使这些国家符合抑郁症诊断标准的患者，也只有不到 50% 接受了精神科诊疗。但是抗抑郁剂处方的增长速度和普通民众对此的接受程度，的确远超我国。2008 年全球金融危机，百业萧条，唯有抗抑郁剂销售逆势增长，从一个侧面既反映了应激会诱发或加重抑郁情绪，也反映出老百姓希望通过服用一个小药丸解决自身的内心痛苦和现实困境。抗抑郁剂在抑郁症患者人群中的使

用，会引发转躁风险吗？英国学者利用国民保健服务（National Health Service，NHS）的数据，对两万多名单相抑郁患者服用抗抑郁剂和转躁情况进行回顾性分析，发现抗抑郁剂确实增加转躁或转为双相障碍的风险。一些专家，特别是研究双相障碍的专家，对抗抑郁剂的普遍使用心存疑虑。如 Fava 曾说抗抑郁剂会在儿童和青少年中引起过度的情绪升高和行为激活，而这种情绪唤起和行为激活作用，不会因为停药而消退，会引发更为复杂的神经生化机制，导致疾病形式的改变。

如果说在一般抑郁症人群中，抗抑郁剂的使用还是被广泛接受的，只是要在某些人群当中（青少年、双相情感障碍家族史、起病年龄早、对抗抑郁剂反应差）要特别谨慎，那么对 RC 患者，专家的意见则是一边倒地不赞成，甚至主张应该禁用任何抗抑郁剂。无论是 2015 年我国发布的双相障碍防治指南还是 2018 年加拿大的 CANMAT 指南，都不建议使用抗抑郁剂，即使在合并心境稳定剂的情况下使用也会增加情绪的不稳定性。我国的指南还特地指出了尤其要避免使用三环类抗抑郁剂（tricyclic antidepressants，TCAs），因为促发 RC 的风险更高。其实在加重 RC 风险上，并无更多强有力的研究证据。目前仅能从有限的导致转躁风险上，推断有加重 RC 的可能。即便如此，现有证据也常常自相矛盾：有学者说帕罗西汀转躁风险高，但是 STEP-BD 研究发现帕罗西汀转躁风险跟安慰剂没有差别；有学者发现安非他酮引发转躁的可能性较小，但也有学者认为安非他酮的低转躁风险证据并不充分。

与此同时，专家"呕心沥血"写成的指南，在临床上的依从度并不高。我国的调查显示，有高达 50% 的双相抑郁治疗未依据指南。这是因为双相障碍患者中，抑郁发作的次数和患者停留在抑郁状态的时间，要远高于缓解和躁狂 / 轻躁狂，同时患者的主观痛苦程度和功能损害水平也以抑郁相为重。当医生按照指南将所涉及的治疗方案都用过了，但患者并没有缓解的迹象时，医生的处方行为就从"规定动作"变成了"自选动作"。同样在 RC 中，尽管心境发作次数多，但是绝大多数 RC 患者仍然是抑郁发作次数更多，时间也更长。抗抑郁剂也不可避免地成了临床医生的无奈选择。就 W 女士的病例来说，在 RC 已经明确的十几年的就诊过程中，抗抑郁剂仍然时不时成为经治医生的处方药物，品种从三环类的马普替林到 SNRI 类的文拉法辛。尤其是在后期的治疗中，文拉法辛这样一个转躁风险被普遍认为高于 SSRIs 的药物，被频频使用。尽管使用文拉法辛有一半左右的可能性会导致 W 女士转为带有行为紊乱的躁狂发作，但是在持久深重的抑郁状态下，家属和 W 女士本人，都愿意承受这样的风险，而且文拉法辛也确实能在短时间内将 W 女士带出抑郁的泥沼。

这就引出我们针对这一病例想要讨论的第二个问题：RC 患者对自己情感状态的期望值是否会有偏差？一个心理相对健康的人，判断自己预期的"正常的"精神状态或精力水平并不困难。因为每个个体的总体状况是一个基本稳定的连续谱，纵然心情有起有落，体力有高有低，但是均围绕一条基线，波动幅度既不会太大，波动的持续时间也不会太长。所以所谓"正常"，无非是截取这个连续谱的半年或者一年，做个平均。对于慢性病史的情感障碍患者，获得"正常"的预期，也不是特别困难，因为情感障碍病史虽长，但总归有缓解的时候，这个缓解期可能在总体水平上比病前水平偏低，也正因为如此，慢性抑郁症患者对自己的生活状态和功能水平的理想预期会"调低"，比较能够接受自己的"不完美"状态，这是长期跟抑郁症较量后做出的一种妥协。但是这种情况在 RC 中却鲜有：RC 患者在漫长的抑郁深渊中偶尔冒出头来，呼吸到一口"病好了"的新鲜空气，他们对于"正常"的预期实际上会高于基线水平。临床上往往会发现，RC 患者会把正常的锚定，放在了"轻躁狂"的吃水线上。对于他们来说，单单没有抑郁是不够的，他们渴望精神焕发、劲头十足的情绪状态，这也是临床医生在处置 RC 患者中的棘手之处。医生会发现，说服 RC 患者接受"不抑郁、不焦虑、吃得下，睡得着"就是病愈正常，是十分困难的。如果 RC 患者既往属于"情感旺盛型人格"（这实际上从来不是一个严格的精神科术语，既缺乏广为接受的操作性诊断标准，也缺乏大规模人群研究证据），就像本案例中的 W 女士那样，这种说服工作更是难上加难。

综合以上两点，我们对 RC 患者的治疗要保持清醒的认知。第一，目前没有一线药物，也没有一线推荐的治疗方案。选药原则是基于"no harm"。对于老年期首发的 RC 患者，应该排除可能引发 RC 的器质性因素，包括躯体疾病和合并用药。第二，要自己了解 RC 患者病前的人格特征、RC 发作的详细病史，认真与患者和家属讨论治疗目标，力图建立合理的治疗预期。如果患者缓解期很短或根本没有缓解期，抑郁发作又过长过重，可以考虑试用抗抑郁剂（在联合心境稳定剂或非典型抗精神病药的前提下），但是不主张抗抑郁剂作为长期用药选择。

参考文献

1. DUNNER D L, FIEVE R R. Clinical Factors in Lithium Carbonate Prophylaxis Failure[J]. Arch Gen Psychiatry, 1974, 30(2): 229-233.

2. OOSTERVINK F, BOOMSMA M M, NOLEN W A. Bipolar disorder in the elderly; different effects of age and of age of onset[J]. J Affect Disord, 2009, 116(3): 176-183.

3. FAVA G A. Rational Use of Antidepressant Drugs[J]. Psychotherapy and Psychosomatics, 2014, 83(4): 197-204.

4. PATEL R, REISS P, SHETTY H, et al. Do antidepressants increase the risk of mania and bipolar disorder in people with depression? A retrospective electronic case register cohort study[J]. BMJ Open, 2015, 5(12): e008341.

案例 17　以抑郁相为主的双相障碍的治疗

于欣

一、案例介绍

（一）案例 A

患者 68 岁男性，汉族，北京人，初中文化，退休。44 年间间断出现情绪低落、兴趣减退、愉快感缺失、体力下降；伴眠差、悲观绝望、自杀观念、自责、自我评价降低及心情高涨、活动增多、好管闲事等。

精神障碍家族史阳性，弟弟曾患"抑郁症"，具体不详，目前已愈。既往史：儿时曾行阑尾切除术，2005 年行小肠疝修补术，2014 年行膈疝修补术，目前均已愈；2015 年初发现血压升高，最高达 180/100mmHg，曾口服降压药治疗，目前未服药，血压稳定。否认食物、药物过敏史。个人史：出生于北京，生长发育如同龄人。胞 7 行 2。适龄上学，顺读至初中毕业。22~26 岁当兵。后至北京某工厂工作，工作 30 年，能力可。期间因病无法工作 7 年。25 岁结婚，婚后夫妻关系好，常一起出门游玩。育有 2 女，女儿及配偶均体健。病前性格外向，性子急，敏感，善于交往，朋友多。工作之余喜欢钓鱼、养花。吸烟 30 余年，每天20 支，目前吸烟量减少为间断 1~2 支。饮酒 30 余年，均为白酒 53° 约 50ml/d，已戒酒 1 年。否认其他精神活性物质滥用史。

患者在 1974 年当兵时首次发病，当时无明显诱因出现心情差，害怕见人，不敢出门。曾在部队医院诊治，具体不详，未愈。复员后至通州某医院治疗，诊断 "焦虑抑郁状态"，具体治疗不详，未愈。后使用"民间疗法"治疗，病情好转。患者于 1997 年第 2 次抑郁发作，表现无明显诱因爱发脾气，心烦意乱，不喜欢与人交流，终日卧床不起；兴趣丧失，对以前喜欢的钓鱼、养花等活动也失去兴致；甚至有自杀的想法，但未采取行动。当时就诊北京某专科医院，诊断 "抑郁症"，住院治疗 8 个月，具体治疗经过不详，好转出院。服药 1 年后自行停药，期间病情平稳。2004 年患者第 3 次抑郁发作，症状及严重程度大致同前。

间断在精神科门诊治疗，具体不详，病情时好时坏，期间无法坚持工作。

患者于2010年春节首次出现兴奋发作，表现无明显诱因感觉心情特别愉快，每天兴高采烈，活动增多，爱管闲事等，持续2个月后自行缓解，也未求医。

2012年8月患者无明显诱因再次出现抑郁发作，表现心情差，不愿出门；疑心重，怀疑别人会在背后议论自己的病情；睡眠差，入睡困难，睡眠时间减少，早醒；伴有轻生的想法，但无自杀行为。患者再次就诊北京某专科医院，诊断"抑郁症"，予艾司西酞普兰片日高量20mg、坦度螺酮片日高量30mg、劳拉西泮片日高量1mg、佐匹克隆片日高量7.5mg治疗，规律服药半个月余，病情未见明显好转。同年10月首次就诊笔者所在医院门诊，诊断"抑郁状态"，予喹硫平50mg/d起始治疗，加量期间出现口干、头晕、腿软、低血压，遂自行停用。2012年10月首次住笔者所在医院治疗，患者入院后查体未见明显阳性体征。实验室及辅助检查大致正常。可查及情绪低落、兴趣丧失、体力下降等核心症状，伴有自我评价低、悲观绝望、自杀观念、食欲差、睡眠差等附加症状，同时有焦虑、恶心腹胀等躯体不适。确认既往曾有情绪高涨、活动增多的病史，诊断为"双相情感障碍，目前为不伴精神病性症状的重度抑郁发作"。入院后主要予艾司西酞普兰片日高量20mg、劳拉西泮片日高量1.5mg、舒必利日高量100mg、佐匹克隆片日高量3.75mg治疗。入院第1周曾尝试加用喹硫平片25mg/d，患者服药后出现头晕、腿软、血压低，故停用。入院第3周，患者情绪有明显的改善，精力体力恢复如常，喜欢活动，睡眠、食欲较前有明显的改善，躯体不适也有所减轻。入院第4周，患者突然出现心情大好、话变多、喜欢开玩笑、有幽默感等，考虑有转躁的倾向，故将艾司西酞普兰片减量至10mg/d。第5周患者情绪总体平稳，未见明显情感高涨、低落表现，话多有减轻，睡眠恢复正常。好转出院。出院后能坚持规律服药，门诊复诊，病情平稳。

2014年底，患者再发情绪低落，不愿出门，懒动。2015年5月第2次住院治疗，诊断同前。先后予舍曲林片日高量200mg、碳酸锂片日高量500mg改善情绪治疗，因出现腹泻、手抖减停碳酸锂，换为舒必利片日高量100mg，效果欠佳。后将舍曲林减停，换为度洛西汀肠溶胶囊日高量60mg。维持上述治疗1个月余，患者情绪、睡眠改善，但是偶感腹部不适，担心身体健康，要求做检查，以临床好转出院。出院后患者规律服药治疗，病情控制平稳，接近完全缓解。

2015年底，患者无明显诱因病情再发，情绪频繁波动，时好时坏，心情不好的时间较多，睡眠时间短，早醒，疑心别人议论自己，心里委屈，不敢独处。2017 年 4 月第 3 次于笔者所在医院住院治疗，诊断同前，予丙戊酸钠片日高量1 000mg 稳定心境、度洛西汀肠溶胶囊日高量 60mg 抗抑郁治疗，病情略改善，主动要求出院。院外坚持规律服药，但大部分时间状态还是比较差，整体情绪基调偏低沉，活动积极性不高，勉强能生活。

2018 年 1 月，患者第 4 次住院治疗，主因"情绪低落、兴趣减退、愉快感缺失、体力下降；伴眠差、悲观绝望、自杀观念、自责、自我评价降低；多疑，怀疑有人议论自己的病情"入院。诊断"双相情感障碍，目前为不伴有精神病性症状的重度抑郁发作"，入院后先予舒必利 100mg/d、丙戊酸钠缓释片 500mg/d、度洛西汀肠溶胶囊 60mg/d、劳拉西泮 0.5mg/d 起始治疗。1 周后病情无明显改善，故联合 MECT 治疗 6 次。治疗期间临时减停丙戊酸钠缓释片，治疗结束后恢复至原剂量维持治疗。继续将度洛西汀肠溶胶囊增加至 90mg/d，患者仍焦虑明显，故将劳拉西泮片换成氯硝西泮片 1mg/d。患者病情逐渐好转，情绪明显改善，偶尔感到紧张、焦虑。睡眠改善。未再感到悲观绝望、自责。兴趣丧失及体力下降均有所改善。近记忆力稍减退，考虑与 MECT 治疗有关。住院 1 个月余，好转出院。出院后患者坚持规律服药，定期在笔者所在医院门诊就诊治疗。情绪总体平稳，偶睡眠不好，遇事容易紧张，但生活基本如病前。

（二）案例 B

患者 68 岁男性，汉族，北京人，本科文化，退休医生。近 8 年来多次出现心情差，精力下降，焦躁伴多疑和自责，抗抑郁治疗期间出现言行轻佻夸张，伴激惹性增高。

精神障碍家族史阴性。既往史：2012 年行"甲状腺结节切除术"，愈合良好，近来服用左甲状腺素钠片 50μg/d 治疗，定期复查甲状腺功能大致正常。2018 年初发现高血压，规律服用苯磺酸氨氯地平片 5mg/d，血压控制可。否认药物食物过敏史。个人史：胞 4 行 3，母孕产期情况不详。适龄上学，成绩好，和同学老师关系相处尚可。20 世纪 60 年代曾服兵役；70 年代结婚，夫妻感情较好，育1 女，配偶及女儿均体健；90 年代转业后到北京某医院当医生，工作认真，能力可。顺利至 60 岁退休，退休后喜欢看书、锻炼身体，对哲学、中医等知识感兴趣。病前性格内向，只跟熟悉的朋友说得多，朋友少，交际一般。无特殊兴趣爱好。否认烟酒等不良嗜好。否认其他精神活性物质滥用史。

患者于 2010 年初首次发病。当时无明显诱因突然出现奇怪的言行举止，如给朋友、领导发信息写说"网上有你的绯闻"；又说自己犯了错误，危害国家和人民。会把很多无关的事物都联系到一起，比如从馒头联想到乳房，从芝麻联想到精子等。与家人交流减少，外出减少。持续约 2 周，家人带患者至笔者所在医院门诊就诊，当时诊断考虑"偏执状态"，予奥氮平片日高量 5mg 治疗。治疗 1 个月后渐恢复至病前状态，自行停药。

2011 年春节前后，患者无明显诱因出现情绪低落，整日愁眉苦脸。心情烦躁，易怒，总怪别人对自己不好。兴趣减退，平时喜欢看书、锻炼身体，也都没兴趣做了。睡眠差，入睡困难，早醒，每晚醒来几次，醒后无法入睡。同年 5 月就诊于笔者所在医院门诊，诊断"抑郁症"，先后予度洛西汀肠溶片日高量 60mg、帕罗西汀片日高量 40mg 抗抑郁治疗，辅助阿普唑仑片日高量 0.4mg 抗焦虑助眠治疗。2 个月后恢复至病前状态，自行停药。

2012 年 9 月再次出现抑郁发作，表现心情差，精力下降，做事力不从心，焦虑不安，易怒，自责，伴早醒、睡眠时间减少；食欲下降，每天只吃 1 顿饭；有自杀观念，但无自杀行为；伴有奇怪的言行，如从外散步回家，突然对家人说"我跟小姑娘嘻嘻哈哈了，我犯错误了，对不起夫人"。2012 年 9 月底首次住笔者所在医院治疗，诊断"复发性抑郁障碍，目前为不伴精神病性症状的重度抑郁发作"，予帕罗西汀片 40mg/d 治疗约 1 周，突然表现兴奋，爱说话，不停找病友聊天，自我感觉良好，觉得自己病好了可以马上出院了，变得乐于助人。上述表现持续 10 余天。予逐渐减停帕罗西汀片，换用奥氮平片 7.5mg/d、氯硝西泮片 1mg/d 治疗，完全缓解后出院。此后定期门诊就诊，规律服用奥氮平片 2.5mg/d、氯硝西泮片 0.5mg/d 维持治疗。病情总体平稳，每天能行走 5 千米，胜任家务。

2017 年 8 月，患者无明显诱因出现抑郁再发，表现基本同前。伴敏感多疑，如看见纸上有自己的名字，就认为自己上了黑名单。10 月底就诊笔者所在医院门诊，将奥氮平片增加至 5mg/d，渐出现双手震颤，病情无明显改善。2018 年 1 月初第 2 次住笔者所在医院治疗。入院查体主要见双上肢轻微震颤，余未见明显阳性体征。精神检查中主要存在抑郁综合征表现，可查及情绪低落，兴趣减退，体力下降，失眠，焦虑，食欲减退，体重下降，自罪自责，自杀观念，否认自杀行为；查及言语性幻听，每天持续数分钟凭空听见有女人说话的声音，还有孩子的哭声和街边的噪音，具体内容患者不愿暴露；自知力部分存在。承认自己既往有过一段时间突然变得外向开朗，健谈，持续10余天。否认当时存在思维联想增快，精力充沛，睡眠需求减少等表现。承认使用奥氮平后出现手抖表现。入院诊断考虑"复发性抑郁障碍，目前为伴有精神病性症状的重度抑郁发作可能性大；双相障碍待诊；高血压病；甲状腺切除术后"。完善入院常规检查大致正常。

【治疗经过】

入院后先予舍曲林片日高量150mg，换奥氮平片为喹硫平片日高量100mg；继续降压、甲状腺素替代治疗。治疗2周后幻听消失，双上肢震颤缓解，但情绪仍焦虑、低落，出现拒食表现。后予电休克治疗14次。患者拒食行为改善，但情绪仍偏低落，出现轻度认知损害。暂停电休克，将舍曲林片换成文拉法辛缓释胶囊日高量125mg、喹硫平片日高量300mg。2周后仍无明显改善。增加碳酸锂片日高量500mg增效治疗。1周后患者渐出现缄默状态，多问少答或不答，生活需他人照顾。同时存在违拗、模仿动作等表现。增加喹硫平片至350mg/d、文拉法辛缓释胶囊150mg/d，维持碳酸锂片500mg/d治疗。2周后患者无明显诱因突然出现言语增多、紊乱，行为冲动表现，如喝水摔杯子，到处叫女病友"娘"，诉"到底是爹好还是娘好""你这秃小子，秃到家了""全世界都不存在"等，欲攻击病友。情绪不稳定，间断哭泣、叹气、跺脚、拍桌子等。逐步减停喹硫平片，换阿立哌唑片10mg/d起始治疗，同时减停文拉法辛缓释胶囊。用药不足1周，患者攻击行为增多，会往病友鞋里倒水、殴打病友，仍然追逐女病友叫"娘"。故将阿立哌唑片减停，增加丙戊酸镁缓释片日高量1 500mg，碳酸锂片减量至250mg/d，恢复喹硫平片200mg/d。1周后，患者活跃度整体降低，表情仍比较丰富，有时捂着嘴，有时挤眉弄眼。言辞随意，说话东拉西扯。能对指令作出反应，但动作夸张做作。继续减停碳酸锂片，减量丙戊酸镁缓释片及喹硫平片分别至750mg/d、100mg/d，增加拉莫三嗪片日高量50mg稳定心境。维持上述治疗方案1周左右，患者病情有所好转。表现接触好，有问能答，对答切题。思维连贯。言语量、语速适中。交谈过程中表情自然，面带笑容，情感反应适切，情绪总体较前平稳，但仍可疑表现轻躁，承认当下心情还是比平时稍好一些。意志活动稍增强，承认比以往开朗外向，喜欢主动跟人交往。自知力部分存在。

【诊断】

考虑患者的每次抑郁发作都掺杂怪异思维，有涉及性的内容，用抗抑郁剂治疗的过程中有轻躁狂发作。出院诊断（根据 ICD-10）：

1. 双相情感障碍
2. 高血压病
3. 甲状腺切除术后

二、案例分析

尽管这两个病例在呈现的时候做了大幅度的删减，但是仍然显得冗长，但这实际上也是许多老年情感障碍患者真实的病史写照。

有两点重要信息是我们想通过这两个案例传达给大家，第一是对于所谓单相抑郁患者，"转躁"永远不嫌晚。有研究称，至少有 10% 的双相障碍患者，起病于 50 岁之后。这里面至少包含了 50 岁后首发情感障碍和 50 岁之前为反复发作抑郁障碍，50 岁后出现第一次躁狂或轻躁狂发作，从而得以确诊双相障碍这样两个群体。对于女性情感障碍患者来说，第一次躁狂 / 轻躁狂发作的首个高峰是青少年期；第二个高峰则是在 50 岁左右，更年期后。男性第二个高峰的出现则要晚得多，可以在 70 岁甚至 80 岁。首次发作抑郁到首次出现轻躁狂 / 躁狂发作，大概会间隔多长时间？国内国外都做过研究。国内最著名的应该是上海市精神卫生中心的夏镇夷教授带领的团队，对 704 例 "情感性精神病" 所做的随访研究。夏教授给出了一个 8 年的期限：对于三次相同性质的发作（如均为抑郁发作或躁狂发作），在缓解 8 年后，就可以认定是单相障碍（这里的单相包括了单相躁狂）而非双相。然而，国外的研究者认为这一间隔可达 15 年。笔者认为人为设置时间期限并无意义。临床上既见到过年轻时起病的双相障碍患者，到了老年期发作变得更为频繁；也见过青年到中年期间断出现过抑郁发作，到老年期出现首次躁狂或轻躁狂发作，最终修改诊断为双相障碍的患者。

学术界倾向于把 50 岁后首次出现躁狂或轻躁狂发作的双相障碍称之为晚发性双相障碍。有人描述这一双相障碍群体的临床特征为：以双相 Ⅱ 型为主、躁狂症状表现更少、更轻，有易激惹而非情绪高涨倾向；更多见快速循环病程、更少出现自杀企图。

参考案例 B 患者的情况，第二个想要传递的信息是，千万不要忽略在抑郁发作间期出现的躁狂和轻躁狂发作。尽管我们一般认为躁狂发作极具识别性，但是老年期首次出现的躁狂发作，由于受年龄的影响，也会"变形"。笔者试图总结了老年期躁狂发作的某些特征和易混淆的状况，见表 17-1。

表 17-1 老年期躁狂的不典型症状的特点及易混淆状况

典型躁狂特征	不典型特征	可能机制	易混淆状况
言语迫促（语量多、语速快、音联意联）	口吃、言语不连贯、缄默	老年人语言表达能力不能与思维奔逸同步，会表现得笨嘴拙舌，严重时出现言语抑制	不合作、思维破裂、谵妄
情感高涨	激越、攻击、激惹性增高	老年人情感张力增加并不总是表现为正性情绪	焦虑、敌意（可能的被害妄想）、人格问题
活动增多	刻板或重复行为、或行为不适切	过度亢奋干扰了目标导向性行为，造成行为缺乏连贯性和目的性	谵妄或痴呆的异常行为
性欲增强	行为与言语轻佻、对近亲的性骚扰	性欲增强的同时伴有皮质抑制功能削弱，表现为"道德感低下"	道德败坏、痴呆的异常行为
夸大	更多为个人身份而非能力的夸大，常带有迷信色彩	由于老年人精力和体力的下降，夸大以强调个人身份的特殊为主，内容甚至显得荒谬	老年期精神病

老年期双相障碍的躁狂发作虽然容易跟其他精神状况相混淆，但是至少是能够被关注的。相对之下，老年期双相障碍的轻躁狂发作，常常比较隐晦，如果是继发于抑郁的改善，更容易被家人甚至医生解释为从漫长深重的抑郁状态中解脱出来之后的正常的情绪反应。如果想提高对轻躁狂的识别率，有几点是老年精神科医生需要注意的：①对于老年期抑郁症，尤其是反复发作的抑郁症，一定要保持对轻躁狂发作的高度警惕性；②一定要对老年患者病前的个性特征、社交风格和生活习惯有充分的了解，这样才能比较全面地判断老年人出现的某些行为改变

是否在"合理"的区间内；③有阳性情感障碍家族史、难治性抑郁或抑郁状态突然缓解的病例，更应注意双相障碍诊断的可能性。

参考文献

1. 夏镇夷，张明岛，马维祥，等. 704例情感性精神病随访研究和单双相分类探讨［J］. 中华神经精神科杂志，1980，13（3）：151-153.

2. YOUNG R C. Bipolar mood disorders in the elderly[J]. Psychiatr Clin North Am, 1997, 20(l): 121-136.

3. 朱玥，王华丽，于欣. 中老年双相障碍临床研究进展［J］. 中华精神科杂志，2018，51（2）：137-140.

第六章　抑郁障碍

案例18　对抗抑郁药物耐受性差的老年期抑郁症患者

于欣

一、案例介绍

F女士，73岁，汉族，北京人，本科学历，退休。10年来间断出现心情烦躁、没兴趣、失眠、话少活动减少，接受过多种抗抑郁药物均出现不能耐受的不良反应。

家族史阴性。既往史：2007年曾被诊断"腔隙性脑梗死"，曾口服尼麦角林、氟桂利嗪等治疗，服药半年，病情好转；同年发现"高脂血症"，未规律服药，近期血脂情况未监测；2017年年底体检发现空腹血糖升高，医生建议予饮食控制，未规律监测血糖；曾多次患"荨麻疹"，具体不详。否认心脏病史，否认手术外伤输血史。否认食物、药物过敏史。个人史：胞4行2。母孕期无特殊。出生于北京，生长发育如同龄人。适龄上学，顺读至大学本科毕业，从小学习成绩优异。大学毕业后参军，从事研究工作。转业后在机关从事行政工作。28岁结婚，婚后夫妻关系较好，生活及情感上都比较依赖丈夫。育1女，配偶及女儿体健。已绝经。无特殊兴趣爱好。病前性格内向，胆小，随和，社交圈小，比较照顾家庭。否认烟酒等不良嗜好。否认其他精神活性物质滥用史。

患者从1996年开始无明显诱因出现失眠，表现为入睡困难，眠浅易醒，严重时整夜无眠。当时情绪还可以，生活不受影响。自行间断口服艾司唑仑片2mg/d治疗，服药时睡眠情况有所改善。

2008年初患者无明显诱因渐出现心情烦躁、坐立不安，伴心慌、害怕，对什么都不感兴趣，体力下降，不如以前，能做的事很少，不爱出门、不爱说话。曾自行服用酒石酸美托洛尔片（倍他乐克），具体剂量不详，心慌有改善。继续间断服用艾司唑仑片 2~4mg/d，睡眠有所改善。但情绪仍比较低落，担心的事情多。

2009 年 10 月首次就诊于笔者所在医院门诊，诊断"抑郁症"，先后予喹硫平片（担心引起心动过速未服）、文拉法辛缓释胶囊 37.5mg/d（因失眠加重、出汗多自行停药）、曲唑酮片 25mg/d（因自觉出汗多，害怕的感觉更明显，怕吵，皮肤发热自行停药）、奥沙西泮片 45mg/d、阿普唑仑片 0.4mg/d、艾司唑仑片 2mg/d 治疗。因总是无法耐受药物不良反应自行停药或经常要求医生给予换药，病情时好时坏。

2010 年就诊北京某中医医院，予氟哌噻吨美利曲辛片（黛力新）1 粒 /d 及中药（具体不详）治疗，病情好转。但因出现口干舌裂而停用氟哌噻吨美利曲辛片，仅服用氯硝西泮片 2mg/d 维持治疗，病情总体平稳，生活如病前。

2017 年底患者体检发现空腹血糖偏高，门诊就诊嘱其糖尿病饮食、适当增加运动等，未予用药，同期患者老伴做白内障手术、女儿患甲亢，患者担心家人病情，开始越发紧张，不敢吃东西，因而 2~3 天无便意，患者自行服用各种通便药，又因过量服用而腹泻，但一旦停用通便药又出现排便困难，如此反复。患者开始担心自己的胃肠出问题，就诊综合医院消化内科，行相关检查均未发现异常，医生建议就诊心理科。患者当时表现心情差，活动减少，不愿见人，在家不爱说话，不理人；怕吵，心烦；伴背部灼烧感、疼痛，出汗多，怕热；食欲差，只能勉强吃平时 1/3 的饭量，消瘦；睡眠差，入睡困难，早醒。2017 年至 2019 年上半年均在北京某中医院就诊治疗，曾先后予"舍曲林片、帕罗西汀片、艾司西酞普兰片、氟伏沙明片、氟西汀片"治疗，均以低剂量起始治疗，在加量过程中因不能耐受而停换药，病情时好时坏。2019 年 7 月就诊于笔者所在医院门诊，诊断"抑郁症"，予阿戈美拉汀片日高量 50mg，因恶心呕吐停药，换用度洛西汀肠溶片日高量 20mg 治疗，联合舒必利片日高量 50mg、氯硝西泮片日高量 2mg，病情无明显改善。为求进一步治疗，于 2019 年 8 月 21 日收入院。发病以来，否认高热昏迷抽搐等表现，否认自杀自伤、冲动伤人等言行。否认出现情感高涨、活动增多、精力充沛、睡眠需要减少等表现。近 1 个月体重下降约 4kg；食欲一般，因患糖尿病，严格控制饮食，特别注意少糖、少油、少主食，多食蔬菜；便秘明显，2~3 天需用开塞露；睡眠差，服药情况下睡 2~3 小时。

【辅助检查】

血、尿、便常规、甲状腺功能正常。生化：白蛋白 37.4g/L，余大致正常。激素六项：泌乳素（PRL）2 065μIU/ml，余大致正常。乙肝、丙肝、梅毒、HIV 相关检测阴性。电解质：Na^+ 132.6mmol/L，Cl^- 93.9mmol/L。威斯康星卡片分类测验（WCST）提示逻辑分析与认知执行功能水平可能中度降低。脑电地形图：边缘状态。头颅 MRI 提示脑白质脱髓鞘，脑内散在腔隙灶，双侧海马萎缩，脑萎缩可能，垂体信号可疑稍欠均匀；鞍区 MRI 提示垂体信号可疑稍欠均匀。睡眠呼吸监测提示存在重复周期性肢体运动。药物基因检测建议按说明书使用艾司西酞普兰。焦虑自评量表（SAS）提示正常。症状自评量表 SCL-90 在正常范围。抑郁自评量表（SDS）提示重度抑郁状态。

【查体及神经系统检查】

神清，生命体征平稳，消瘦体型。双侧瞳孔等大等圆，直径约 3mm，对光反射灵敏。心律齐，未闻及明显心脏杂音。双肺呼吸音清，未闻及明显干湿性啰音。腹平软，略呈凹状腹，未查及肠鸣音亢进或减弱。双下肢静脉曲张。余查体未见明显阳性体征。

【精神检查】

意识清晰，定向力完整，接触被动，检查合作。语速、语量适中，语调低沉，详述病史，思维逻辑正常。未查及幻觉妄想内容。存在抑郁综合征表现，心情差、对什么都不感兴趣；担心的事情很多，比如药物不良反应、该不该用通便药等；有时悲观，觉得活着是一种煎熬，但是为了家人没有不想活的想法；自信心下降，自我评价低，觉得拖累家人，不愿让人看见自己现在的状态；对声音敏感，容易烦躁，怕吵；心慌。自诉服药后有后背和腹部皮肤灼烧感、夜间盗汗等，偶感肌肉紧张，全身疼痛。情感反应协调，表情愁苦，皱眉，谈话过程中紧张、流汗。自觉记忆力不如从前，注意力不如从前，粗测智能正常。意志行为减退，不愿见人，不想说话，什么事都不愿做。因有糖尿病每日锻炼也是被动去的。自知力存在。

【诊断】

1. 复发性抑郁障碍，目前为不伴有精神病性症状的重度发作
2. 睡眠障碍
3. 2 型糖尿病
4. 便秘
5. 电解质紊乱
6. 营养不良

【治疗经过】

患者入院后继续门诊治疗方案，予度洛西汀肠溶片加量至 30mg/d，联合舒必利片 50mg/d、氯硝西泮片 2mg/d。后因患者出现排尿困难而减停度洛西汀肠溶片，换用阿戈美拉汀片 12.5mg/d 起始抗抑郁治疗。换药后情绪睡眠有所改善，但患者感到恶心、腹胀。根据药物基因检测结果逐渐减停阿戈美拉汀，换用艾司西酞普兰片日高量 15mg。同时出现出汗、手抖、口干、乏力等不良反应，但患者能耐受。住院期间联合 MECT 治疗，共 8 次，每周 1~2 次，治疗后出现近记忆下降，增加出院诊断：轻度认知障碍。另外，患者营养不良、电解质紊乱，入院后予肠内营养液纠正电解质紊乱，改善营养状态等治疗。住院 1 个月余，患者经过治疗情绪明显好转，兴趣减退、精力体力下降等表现有所改善，食欲恢复正常，睡眠较好。

【随访】

出院 3 个月后随访，患者记忆力减退较出院时略有改善，但远期、近期记忆力仍有部分损害，如无法回忆自己出院日期、无法说出以往熟悉的演员名字、以前发生的事情也部分不能回忆。情绪总体平稳，表情较出院时自然，没那么呆滞，每天需要家人陪伴，无单独外出的经历。每天可在家人陪同下外出散步，步态欠稳。个人卫生生活仍需协助。目前口服艾司西酞普兰、氯硝西泮片、喹硫平片、右佐匹克隆片治疗，定期到笔者所在医院门诊就诊。服药后出汗较多，后背烧灼感，睡眠仍时好时坏。便秘严重，经常几天没有便意，腹胀，觉得无力排气，排便仍需借助各种通便药。手抖、心慌。糖尿病治疗仍以饮食控制为主，自行严格控制饮食，严格计算饭量及热量等，未规律监测血糖。

二、案例分析

不分老幼，抑郁症患者中总有一部分人经过正规的抗抑郁治疗，却不能取得满意的疗效。STAR*D 研究告诉我们，即使经过了几轮的抗抑郁治疗，无论是换药还是加药，最终获得临床痊愈的患者只有 67%。还有约 1/3 患者，要么疗效不佳（抑郁症状评估量表减分率＜ 50%），要么根本不起效（量表减分率＜ 30%）。有研究提示，对抗抑郁治疗不起效［有人称之为难治性抑郁（refractory depression），或治疗抵抗性抑郁（treatment resistant depression）］的老年人群多于年轻患者群体。笔者在此想要强调的是，老年期抑郁症的预后其实并没有文献报告的那么悲观，虽然老年期抑郁症患者对抗抑郁药反应不比年轻者好，但也不会更差。年轻患者由于合并人格障碍或酒药依赖的比例更高，难治患者的比例不见得少。但是，在老年期抑郁症患者中，有一个问题确实比年轻患者多见。这就是对抗抑郁治疗（无论是药物治疗还是物理治疗、心理治疗）的耐受性要差。以本案例为例，F 女士服用过的抗抑郁药物不少，但是无论从服用剂量还是服用时间，都没有达到"足量、足疗程"的标准。因此，F 女士虽然经过多轮药物更换，其实我们仍然不能把她算作一个经典的"难治性"案例。因为按照所谓难治性抑郁的定义，只有经过两个化学结构不同的抗抑郁剂的足量足疗程治疗后，临床反应仍然不充分的患者，才能被定义为难治性抑郁。

实际上这个定义在老年期抑郁症患者中并不实用。第一，老年患者中，所谓抗抑郁剂的有效治疗剂量有更大的个体差异；第二，老年患者对抗抑郁治疗的反应时间更长。因此，在老年期抑郁症患者中，判断是否接受了"足量足疗程"的抗抑郁剂治疗，其实是不可行的。

早在 1995 年，Thase 和 Rush 就提出了对抗抑郁剂治疗抵抗分期的概念（表 18–1）。

表 18–1　抗抑郁剂治疗抵抗分期

分期	描述
Ⅰ期	一种抗抑郁剂充分治疗无效
Ⅱ期	两种结构不同的抗抑郁剂充分治疗无效

续表

分期	描述
Ⅲ期	Ⅱ期再附加三环类抗抑郁剂（TCAs）充分治疗无效
Ⅳ期	Ⅲ期再附加单胺氧化酶抑制剂（MAOIs）充分治疗无效
Ⅴ期	Ⅳ期再附加双侧改良电休克治疗（MECT）足疗程治疗无效

可见，所谓难治是一个递进的过程，而"难治性"抑郁症患者，也是一个非常异质性的群体。笔者建议针对老年期抑郁症患者，不宜使用容易使人造成混淆的"难治性"术语，最好使用"治疗困难的老年期抑郁症（treatment-challenging late life depression）"。治疗困难的定义为：首次抗抑郁治疗（包括停药复发后的再次治疗），在 4～6 周未达到临床显著好转（抑郁症状量表减分率＜50%，或医生认为患者未达到明显改善，或患者本人对疗效不满意），无须考虑患者是否对治疗依从（因不能耐受药物不良反应而减量或停药，或因担心药物副作用而拒绝服药或未遵医嘱服药）。

老年期抑郁症病程容易出现迁延化，治疗困难是其中一个原因。治疗困难所导致的病程迁延，会磨损老年患者本人和经治医生的耐心。患者会对抗抑郁治疗的有效性更加疑虑重重，而医生则会因持续的挫败感而迁怒患者或患者家属，进而会损害医患关系。由于我们至今对抑郁症的病因和病理机制不了解，现有的抗抑郁药物从本质上来说仍然是对症治疗，这样在抑郁症人群中存在一定比例的对抗抑郁剂不起反应的患者，不足为奇，老年期抑郁症患者群体也不例外。但是在老年期抑郁症患者中，会出现比较多的患者，因服药不依从导致了治疗困难。这里面的原因可能有以下几点：①由于老年人药代动力学的特点，老年期抑郁症患者对抗抑郁剂的不良反应会更加敏感。有些老年人甚至会出现"超敏"反应，即对远低于治疗剂量的抗抑郁剂都会出现难以耐受的不良反应。例如本案例中的 F 女士，我们知道文拉法辛最常见的副作用是多汗，但是 F 女士仅服用了 37.5mg，就因多汗而中断治疗。同样，氟哌噻吨美利曲辛片是每片含氟哌噻吨 0.5mg 和美利曲辛 10mg 的复方制剂。其中美利曲辛是三环类抗抑郁剂，有轻度的抗胆碱能作用。F 女士就是因为不能耐受其引起的口干而停药。作者也曾见到一位女性老年期抑郁症患者，服用 7.5mg 米氮平 4 周，出现白细胞减低；换用艾司西酞普兰 2.5mg 出现严重的恶心呕吐；加用了 1.25mg 的奥氮平出现口齿不清。对抗抑郁剂的过度敏感，会让患者对医生任何药物处方都心存疑虑，也让医生在制定治疗方案时畏首畏尾。②老年期抑郁症患者容易对躯体症状过度关注，会夸大抗抑郁剂不良反应造成的不适感，导致依从性变差。躯体不适主诉多，是老年期抑郁症的特点，患者会为此四处求医并接受各种检查和治疗，但这些检查既不能使患者得到满意的医学解释，治疗措施也达不到患者期望的效果。过度关注躯体不适的老年期抑郁症患者，在拿到处方药物的第一反应，是仔仔细细地阅读药物说明书。有部分患者在读毕药物说明书后，就拒绝服药。也有的患者虽然能在劝说下开始药物治疗，但是会把对躯体不适的关注转移到潜在的药物不良反应上，新出现的躯体症状或原有躯体症状的加重，都会被患者解读为药物不良反应。患者最终可能会选择中断治疗，或者拒绝加量，从而导致治疗不依从。

给一位老年期抑郁症患者制定治疗方案，既是个技术活儿，又是个慢功夫。说它是技术活，是因为一个老年精神科医生，必须要有下列知识和能力：①老年医学的基本知识，了解老年人器官功能特点，特别是肝肾功能水平对药物代谢的影响；②临床药理学基本知识，了解肝脏细胞色素 P450 系统、非 P450 系统（P- 糖蛋白、肾脏排泄与再吸收、葡萄糖醛酸转移酶、血浆白蛋白）以及药效学（中枢或外周受体的协同作用）在精神药物与其他药物（包括酒精、咖啡等精神活性物质）共同使用时药物浓度、药物效应的改变；③老年期抑郁症患者既往人格特点，应对方式，家庭人际动力学的评估能力；④对患者进行健康教育，与患者和家属沟通病情、达成治疗决策的能力。说它是慢功夫，是指医生在对老年期抑郁症患者的诊疗过程中，一定不能急于求成，也不要一开始就给患者一些不切实际的预期。老年期精神障碍患者的普遍用药原则是：低剂量起始，缓慢加量。老年期抑郁症的治疗也不例外。笔者曾以 5mg 米氮平（30mg 剂型的 1/6）以及 2.5mg 艾司西酞普兰（10mg 剂型的 1/4）作为敏感患者的起始剂量。同时，在固定剂量治疗的疗程要适当长一些，有的患者可能要等 8 周甚至 12 周才能保证疗程充分。当然，血药浓度监测或药物基因检测会给医生提供一些有用的信息，有助于选择合适的药物、确定合适的治疗剂量。

物理治疗在那些对药物不良反应极端敏感的个案中显示出优势。改良电休克治疗当然是治疗老年期抑郁症的不二之选，尤其是对那些药物疗效不佳或耐受性不好的患者。对于已有认知损害的老年期抑郁症患者，磁休克治疗（magnetic seizure therapy，MST）可以是个替代方法，目前其治疗参数还在探索当中。重复经颅磁刺激以及它的一些改良技术，已证明对抑郁症的疗效和安全性。迷走神经刺激术与深部脑刺激治疗抑郁症，国内仍然处于研究阶段，但是即使证明安全有效，治疗花费可能是临床上普及使用的主要掣肘。

心理治疗即使不能作为老年期抑郁症的单独疗法，至少也应该成为合并治疗。但是老年精神科医生很少受到过心理治疗的系统培训，而心理治疗师对治疗老年患者又缺乏兴趣。我国的老年期抑郁障碍诊疗专家共识里曾列举了"支持性心理治疗、认知行为治疗、问题解决治疗、人际关系治疗、行为激活治疗、生命回顾治疗以及正念治疗"等常用于老年人的心理治疗方法，可惜都缺少本土的研究证据。

即使医生没有经过任何心理治疗的培训，至少有一个心理干预是在治疗老年期抑郁症患者中必须要做的，那就是"保证、保证、再保证"。老年期抑郁症患者有时就像悬吊在百丈悬崖边上的坠崖者，明知道自己正在向崖底坠去，但是又抱着一丝希望能够获救。而医生的保证恰如抛过来的救生绳，不一定能拉起所有人，但是至少有一部分患者会紧紧抓住，避免了跌落悬崖的命运。

参考文献

1. KNOCHEL C, ALVES G, FRIEDRICHS B, et al. Treatment-resistant Late-life Depression: Challenges and Perspectives[J]. Current Neuropharmacology, 2015, 13(5): 577-591.

2. RUSH A J, TRIVEDI M H, WISNIEWSKI S R, et al. Acute and longer-term outcomes in depressed outpatients requiring one or several treatment steps: a STAR*D report[J]. Am J Psychiatry, 2006, 163(11): 1905-1917.

3. THASE M E, RUSH J A. Treatment resistant depression[M]. New York: Raven Press, 1995: 1081-1097.

4. 中华医学会精神医学分会老年精神医学组. 老年期抑郁障碍诊疗专家共识［J］. 中华精神科杂志，2017，50（5）：329-334.

第七章 焦虑障碍、强迫症及应激相关障碍

案例19 以躯体健康为主要关注点的老年期广泛性焦虑障碍

于欣

一、案例介绍

Q女士，62岁，退休工程师。因"十几年来经常感到紧张、身体不适、担心有不好的事情发生，1年来加重"就诊。

Q女士出生于"成分不好"的家庭，在上学过程中屡受歧视，初中就开始住校，后逐渐跟父母断了来往。中专毕业后分配至某厂做技术人员，工作认真，能力不错，但是人际关系冷淡。三十多岁后经人介绍结婚，诞下女儿两年后发现丈夫出轨而离婚。此后独自一人养育女儿。十几年前因"子宫肌瘤"接受手术治疗，切除了子宫和一侧附件。术后Q女士常常觉得浑身发冷，食欲减退，常有疲劳感。为此开始寻求中医治疗，以服用汤药为主，间或做过针灸和中医推拿治疗。同时人变得容易紧张，在常规工作之外出现新变动时，尤其会感觉焦虑不安，怕自己做不好，担心受领导批评。逐渐出现失眠，因顾虑安眠药成瘾，仅以保健品和中成药如安神口服液、百乐眠胶囊等，自觉有些效用，但仍觉入睡比较困难，睡眠梦多，醒后不解乏。55岁退休，Q女士很少外出，认为小区里在一起跳广场舞、参加合唱队的邻居们"俗气，没文化"，跟自己之前的同事和娘家亲戚，也鲜有来往。在家基本上靠看小说尤其是古典小说打发时间，称《红楼梦》就看了不下六遍。Q女士对做家务兴趣不大，称自己不讲究吃穿，因女儿还在念书，晚上回家用餐，Q女士常常"凑合一顿"，以致孩子认为叫外卖就是

改善伙食。1 年多以前，Q 女士的女儿换了一个工作单位，新单位离家较远，经商量后女儿在单位附近跟同事合租了一间公寓。女儿搬走后没多久，一次 Q 女士在家中搞卫生时，突然感到胸口剧痛，浑身大汗淋漓，手脚冰冷，"大概有几分钟动弹不了也出不了声"，缓解后 Q 女士第一时间给女儿打电话，女儿马上联系救护车接 Q 女士去附近某大医院急诊室诊治。经过初步检查，未发现 Q 女士有任何异常。嘱回家休息观察。次日，女儿专门陪同 Q 女士到医院看专家门诊，并接受了一系列检查包括心脏彩超、动态心电图等，均未发现异常。此后 Q 女士经常有一种莫名其妙的恐惧，怕自己会突然发病，在家"孤零零地等死"。做事时小心翼翼，不拿重物，不干重活。一觉得身体不适，就想给女儿打电话，但也知道女儿工作很忙，打电话会影响工作，可是不打又怕自己万一病发连通知家人的机会都没有。每次挣扎犹豫良久后，常常以打电话给女儿、女儿宽慰几句心里踏实一些后收场。但仍有几次女儿不得不打车赶回来，有时需要陪伴安慰，有时需要带去医院看急诊，Q 女士的"危急状况"才能最终安然度过。一次在中医门诊候诊时，Q 女士听病友聊天"长寿老人三大特征：吃得香、睡得好、拉得出"，就开始特别注意自己的饮食、睡眠和大便情况。专门用本子记录自己每天三餐的进食量和胃口变化、大便和睡眠状况。如果某个指标连续出问题，Q 女士就开始紧张，或者去看中医"调调方子"，或者自己上网查资料找对策。Q 女士自称"每天早晨一睁眼，这三大件（指进食、睡眠、排便）就一下子把脑子占满了，吃饭是带着任务吃，一边吃一边体会着自己吃得香不香。排便的时候更要命，排便前就紧张，怕自己今天拉不出来，排便过程中总担心不够痛快，排完又在想是不是没有昨天排得多。晚饭后哪怕就是看会电视，也心不在焉，因为脑子里一直在想，晚上千万别睡不着……"。半年前女儿为了照顾 Q 女士，迫不得已又搬回家住。Q 女士心里稍觉宽慰，但是又开始担心女儿每日通勤的安全。每天傍晚，快到了女儿到家的时间点，Q 女士就坐在门口，两眼紧盯着墙上的挂钟，如果过点了女儿还没有到家，Q 女士就开始坐立不安，脑子里禁不住浮现出各种不好的联想"出车祸了、被坏人劫持了、身体不舒服"，自己明知道这些猜想几乎没有什么可能性，但是仍然会因此恐惧焦躁。

被女儿带来精神科就诊的时候，Q 女士写了十几页的材料，要"一五一十"地把自己病症向医生说清楚。医生建议 Q 女士讲病情的时候尽量简明扼要，早有准备的 Q 女士又拿出一张纸，把总结好的十几条症状一字一句念给医生听。

MMSE 评分 30 分，MoCA 评分 28 分，心率变异性检查提示中度生理压力和心理压力。Q 女士同意接受自己"焦虑症"的诊断，但对药物治疗顾虑较多，反复询问医生药物有什么副作用，会不会成瘾。最终 Q 女士接受了丁螺环酮 10mg 每日 3 次，米氮平 7.5mg 起始渐加至 15mg 每晚 1 次。一周后复诊，Q 女士诉夜间睡眠比过去好一些，头几天晨起后困倦明显伴头晕，这几天好一些。食欲有增加。但是白天依然紧张如故，除了"老三样"外，又开始担心自己焦虑症会不会遗传给小孩，等等。医生处方氟哌噻吨美利曲辛片半粒每日 2 次，嘱半个月后复诊。两周后复诊时，Q 女士告诉医生，紧张感明显好转，能坐得住，有时还可以安静地读一会儿书。进食有改善，但是便秘加重了。仔细看了氟哌噻吨美利曲辛片的说明书，认为自己至少有上面提到的一半的副作用。仍会担心女儿上下班途中的安全，但是如果没有按预计时间到家，不会马上打电话问情况，而是能够再耐心多等一会儿。门诊治疗 4 个月后，氟哌噻吨美利曲辛片已经逐步减停。大多数情况下，Q 女士都能保持相对平静的心情状态，但是仍然会关注自己的"老三样"，身体出现某些不适后也会"东猜西猜"。医生虽然多次鼓励 Q 女士增加社交活动，Q 女士仍然我行我素，以宅家、看书打发日子。交谈中，Q 女士提到小时候父亲因为在单位和街道受到批判和管制，回家后总是阴沉着脸，小孩子出一点差错或"行为不规矩"，如餐桌上咀嚼食物声音大、走路一蹦一跳等会大声训斥，而患者的母亲非但不加以劝解，反而会抄起手边物品劈头盖脸打向孩子。"一个文一个武"，每天都是提心吊胆过日子，生怕自己哪里犯错。Q 女士回忆起几十年前的经历时，仍然心有余悸。医生建议 Q 女士做一段心理咨询或治疗，Q 女士沉吟半晌，还是婉拒了，称自己不太习惯跟陌生人说心里话。大约一年后，Q 女士的女儿单独来见医生，告诉医生自己准备结婚，而且结婚后肯定会搬离，想咨询医生这会不会加重 Q 女士的病情？交谈中医生了解到，Q 女士停药已经两三个月了，总体情况还好，比较大的进步是逐渐恢复了跟自己兄弟姐妹的来往，有时还约好一起去逛公园、爬山。

二、案例分析

抑郁的核心情绪是"demoralization（沮丧）"和"loss of emotional reactivity（情绪丧失了反应性）"，而焦虑的核心情绪是"fear（恐惧）"和"apprehension

（疑虑）"，前者更偏向病态，除非接诊者有过抑郁发作，否则很难体会一个抑郁障碍患者深重的精神痛苦。而后者更接近常人的心理状态，因为恐惧及其变种——担忧，每个人都有过切身感受。也正因为如此，一个典型的抑郁障碍患者（所谓的忧郁型，melancholy），比较容易被周围人觉察出其病理特性，在就医和施治上，不会碰到太多的延误和太大的阻碍。而焦虑障碍常常是一个人焦虑气质的延伸，特别是广泛性焦虑（generalized anxiety disorder，GAD），主要以个体生存环境中的境遇性和预期性焦虑构成，既不像惊恐发作（panic disorder，PD）那么戏剧性，也不像社交焦虑（social anxiety disorder，SAD）的某些发作形式带有怪异特点，往往在就医上会有更长时间的拖延。如果 GAD 不伴有 PD 或 SAD，从起病到就诊的时间往往数以年计。一般情况下，我们在精神科门诊所见到的 GAD 患者，多是因为反复在综合医院科室就诊，由头疼不已的其他科医生推荐而来，而患者能够接受精神科诊治，也常常是因为本身有比较明显的睡眠问题和认知损害如注意力不集中或记忆减退。在 GAD 患者最终来到精神科时，他们实际上已经消耗了太多的医疗资源，同时家属的耐心和同情心也几乎消磨殆尽。

过去认为 GAD 不会首发于老年期，现在发现起病于 60 岁或 65 岁以后的 GAD 病例，并不少见。老年期 GAD 患者，更容易罹患心脏病、高血压，也会独立增加 AD 的风险。在随访研究中还发现，老年期 GAD 患者，有相当比例会转化为抑郁障碍或抑郁障碍伴焦虑特征。当然，即使单纯的 GAD，也会让老年人的生活质量、社会功能受到很大损害。

很少有研究探讨老年人中的 GAD 与中年或年轻人中 GAD 在症状学上的异同。个别研究提示老年的 GAD 患者与年轻的 GAD 患者相比，社交和职业上的焦虑要少，健康焦虑要高。确实困扰普通老年人的两大问题：什么都可以有，就是不能有病；什么都可以缺，就是不能缺钱，这两点在老年期 GAD 患者中会放大。其中对财务的忧虑随着经济发展和社会保障水平的提高，越来越少；而对健康的忧虑，渐渐成了老年 GAD 中的主角。老年人中的健康焦虑，本质上是死亡焦虑。与年轻人害怕丧失健康不一样，老年人对自己躯体健康的担心更多的是对将要到来的死亡的恐惧。中国人深受"不知生焉知死"的影响，这种搞不明白的东西干脆不要说。日常生活中也采取了回避的态度，如高楼里刻意不叫四楼、十四楼，用"走了"来指代过世。但死这个东西不是不去谈论它，它就不存在。老年人虽然忌讳"死"，不会一天到晚把怕死挂在嘴边，但是过分在意身体各处的不适及功能的退化，实际上都在透露着对死亡深深的恐惧。Q女士在一次就诊中，曾承认"我怕这怕那，担心女儿，怕女儿路上出事，心里头想的是万一女儿不在了，自己再发病就没人管了，其实从根上讲还是我自己怕死"。国内一项研究发现，有无宗教信仰与死亡焦虑的严重程度无关。笔者个人认同这个结论。就我国社会文化中的"活着的哲学"而言，其精神内涵强调生存的价值，注重当下的感受，而少去考虑生命本身的意义。这也许是我们民族自然形成的一种心理韧性，这种韧性帮助我们渡过了各种天灾人祸，但是可能也会让普通人在面对个体死亡临近时，更容易因各种不确定感而产生焦虑。

老年期GAD的病因复杂，见仁见智。生物学派会从杏仁核过度激活谈起，精神分析会注重童年期经历，而社会精神病学家会在社会结构与文化语境变迁的宽广视野下，考察个体的精神和行为活动。在Q女士这个案例中，我们要呼应一下精神分析学派，Q女士的童年经历恐怕跟她中年后发作的焦虑障碍有很大的关系，尽管弗洛伊德在选择精神分析的对象时，首先就排除了老年人。但精神分析治疗放弃老年人，不代表童年生活经历对老年人的个性、心理防御机制及应对方式不发生影响。人生有时像一个闭环，越到生命终点，与童年的触碰就越频繁。童年时期Q女士强烈的不安全感，恐怕也是她中老年生活中的内心写照。写到这里笔者想起来曾经读过汪曾祺先生的《慢煮生活》中一篇小文描写"北京的秋花"，其中写到了秋海棠："我的生母得了肺病，怕'过人'——传染别人，独自卧病，在一座偏房里，我们都叫那间小屋为'小房'。她不让人去看她，我的保姆要抱我去让她看看，她也不同意。因此我对我的母亲毫无印象。她死后，这间'小房'成了堆放她嫁妆的储藏室，常年锁着。我的继母偶尔打开，取一两件东西，我也跟了进去。'小房'外面有一个小天井，靠墙有一个秋叶形的小花坛，不知道是谁种了两三棵秋海棠，也没人管它，它在秋天里竟也开花。花色苍白，样子很可怜。不论在哪里，我每看到秋海棠，总要想起我的母亲"。可见一个连母亲的样貌都记不清的孩子，在步入老年后，心里依然藏着一块隐隐的哀恸。

老年期GAD的药物治疗并无特殊。虽然并没有专门针对老年期焦虑障碍的指南，但是多个焦虑障碍指南中都涉及某些特殊群体如老年、儿童、孕期及哺乳期妇女等，可资参考。这里还是稍微谈几句针对老年人的心理治疗。Q女士虽然拒绝心理治疗，而且一般的心理治疗师也很少涉及老年患者，我们仍然应该鼓励在老年人群中开展心理治疗的相关研究和临床实践。诚然，老年人做出心理改变的空间可能变小了，但不意味着老年人不能够做出认知调整和行为重构。心理治疗师当然可以帮助老年人解决问题、增加社交资源、提升安全感，但是对于Q女士这样的案例，可能更重要的是一起帮她重新定义生活的意义。

参考文献

1. LENZE E J, MULSANT B H, SHEAR M K, et al. Comorbid Anxiety Disorders in Depressed Elderly Patients[J]. American Journal of Psychiatry, 2000, 157(5): 722-728.

2. WU A M S, TANG C S K, KWOK T C Y. Death anxiety among Chinese elderly people in Hong Kong[J]. Journal of Aging & Health, 2002, 14(1): 42-56.

3. SCHOEVERS R A, DEEG D J H, VAN TILBURG W, et al. Depression and Generalized Anxiety Disorder: Co-Occurrence and Longitudinal Patterns in Elderly Patients[J]. American Journal of Geriatric Psychiatry, 2005, 13(1): 31-39.

4. ALWAHHABI F. Anxiety Symptoms and Generalized Anxiety Disorder in the Elderly: A Review[J]. Harvard Review of Psychiatry, 2003, 11(4): 180-193.

5. SANTABÁRBARA J, VILLAGRASA B, LÓPEZ-ANTÓN R, et al. Clinically Relevant Anxiety and Risk of Alzheimer's Disease in an Elderly Community Sample: 4.5 Years of Follow-up[J]. Journal of Affective Disorders, 2019, 250: 16-20.

6. 谢云天，钟美珠，朱芬. 老龄化背景下老年人死亡焦虑及和中年人的比较［J］. 中国卫生事业管理，2019，36（3）：65-68.

7. JOSEPH WORTIS. 西格蒙·弗洛伊德———一些回忆和展望［J］. 许又新，译. 中国心理卫生杂志，1987（3）：137-141.

案例20 起病于老年期的强迫症

于欣

一、案例介绍

Z女士，67岁，退休工人。老伴和儿媳陪同来诊，主诉最近半年总怕被狗咬，不敢去小区散步，在家也常常为此担忧，人变得容易急躁，同时出现失眠，食欲减退。

Z女士幼年在河北农村长大，后参加招工，在某纺织厂做女工，老伴为同厂工人，婚后育有2子，夫妻感情不错，Z女士比较强势，所以家里大事小事均由Z女士做主。50岁左右退休后一直居家，料理家务，照顾两个孙辈。Z女士为人处世比较爽直，做事干净利落，如果事情不遂己愿容易起急，但是明事理，不太计较鸡毛蒜皮的小事，所以人际关系不错。

半年多以前，Z女士的小孙子上小学，小儿子夫妻认为学校离Z女士家比较近，遂商量希望老两口负责接孩子放学，回家写作业吃晚饭后，再接回自己家。Z女士起初并不情愿，感觉自己刚把两个孙子带大了，可以喘口气了，不想再给自己"戴上嚼子"，也担心自己文化水平低，辅导不了小孩子的功课。但碍于面子，还是承担起了照顾孙子的责任。仅仅过了半个月，家人就发现一向有主见的Z女士变得"碎叨"，总要为晚上给孙子做什么饭菜征求老伴意见。每次儿子或儿媳来接走孙子，Z女士都好像如释重负一般。Z女士的老伴察觉苗头不对，经过家庭内部协商，小儿子通过报课后班的方式，不再麻烦Z女士照顾孩子。但Z女士似乎并未因此放下心结，常常跟老伴唠叨，怕儿媳埋怨，又怕孙子受委屈。

半年前傍晚跟老伴在小区散步，一只小狗突然窜出，咬住Z女士的裤脚，并大声吠叫。Z女士受惊险些跌倒，回家后总认为小狗可能咬伤了自己，让老伴反复察看小腿，虽然没有发现有伤痕，但Z女士并不放心。次日又专门去社区医院检查，医生也告知未见咬痕，但拗不过Z女士的执着，最终在Z女士小腿

"被狗咬到的地方"涂抹了消毒剂。此后 Z 女士每次在小区散步都要刻意避开遛狗人士，有时仅仅听见远处有狗叫，就急着催老伴回家。两三个月前，家人发现 Z 女士从单纯的怕狗变得"疑神疑鬼"：外出时草丛刚蹭到裤脚，就大喊老伴过来察看是不是被狗咬到了；回家后反复检查衣物，若有污迹，就开始怀疑被狗咬过；在减少外出后，患者在家仍然常常忧心忡忡，有时听见楼道里有狗叫，就开始担心，怕狗会进来咬人。自己也觉得不太可能，但是总会克制不住地去想。近半个月来，Z 女士入睡变差，有时在床上要翻来覆去"折腾一两个小时"才能入睡，胃口变差，常常说"有气顶着、吃不下饭"。

坐在诊室的 Z 女士在听着家人介绍病史的时候，时常露出不好意思的神情。跟医生交流起来，Z 女士显得大方，健谈，她对照顾孙子那一段的纠结轻描淡写，不愿多谈，对怕狗经历的叙述呼应了家属的报告，但更加绘声绘色：只要一出门，浑身就跟"炸了毛一样"，听见狗叫也觉得被咬了，身上被东西碰到也觉得是被狗咬了，"脑子里成天不想别的，就想狗，明知道坐在家里客厅里，狗肯定咬不到，可是只要心里想到了狗，这狗就好像咬了了自己"。有意思的是，在最近一个多月深居简出的日子里，Z 女士可以看电视打发时间，电视节目中出现狗的画面，Z 女士并没有恐惧反应，也没有刻意去回避。用她自己的话说：我不糊涂，真狗假狗（电视中出现的狗），我分得清。

Z 女士同意自己"精神上出了毛病"，也愿意接受治疗。医生处方了氟伏沙明，从 25mg 起，一周后加至 50mg。1 个月后复诊，Z 女士称心情稳当了不少，不那么焦躁了，睡眠也改善了。老伴也证实 Z 女士脾气变"顺溜了"。刚开始服药的时候，晨起有口干，现在不那么明显。但是脑子里反复想怕狗咬依然没有减少。氟伏沙明加至 100mg，1 个月后再次来诊，Z 女士感觉情况变化不大，脑子里像中了"魔怔"似的，就是离不开狗。医生保留了氟伏沙明 100mg，合并了利培酮口服液 0.5ml（0.3ml 加起）。四周后复诊，Z 女士称自己好多了，脑子里不怎么转悠狗的事了，现在也开始恢复每天晚饭后的散步，虽然听见狗叫还是有点紧张，但是自己心里会默念"狗不会咬我"，也能够逐渐放松。首诊后半年，Z 女士和家人都认为已经恢复了病前状态，正常料理家务，有时临时替补照料外孙，参与社区内的社交活动。氟伏沙明减量到 50mg，利培酮口服液减量到 0.3ml，继续维持治疗，定期门诊复查。

二、案例分析

大多数强迫症患者起病在 25 岁之前，有 1/3 的患者起病于 15 岁之前。60 岁之后首次起病的强迫症患者是十分少见的，但这并不意味着老年精神科医生见不到强迫症的案例。这是因为，强迫症的老年患者不像年轻患者，可以为强迫观念找到"合理化"的替代方式，痛苦感更为强烈，对生活规律性的破坏也较大，因此就诊意愿比较高。此外，也会有一些年轻起病的强迫症患者，病情迁延反复，最终在老年期时成为老年精神科医生的诊疗对象。

先要判断一下临床相是否是强迫？强迫症有两个核心表现：重复与纠缠。所谓重复是患者花费了大量时间和精力反复做一件事，而达成的效果与付出远远不成比例，如长时间洗手、擦拭家具或者检查门锁。所谓纠缠，是指同一个想法或者念头在脑子里不断出现，明知过分或者毫无必要，却挥之不去，如对细菌强烈的恐惧、一遍一遍地回忆社交活动中每一个琐碎的细节、压抑自己可能出现的"暴力""性侵害"的冲动，等等。重复和纠缠最终造成患者产生强烈的心理痛苦和/或个人生活与工作能力的损害。而在与患者共处的过程中，患者的亲友或者因为不满患者的强迫行为与患者发生冲突，或者因为屈从患者的意志而出现协同性强迫行为，都会造成患者人际关系的损害。恐惧、担忧/焦虑和强迫，在症状学上互有交叉，但是有经验的精神科医生不难作出判别。恐惧的对象一般在外界，消除恐惧的最有效办法就是回避，确知自己不会受到该对象威胁的时候，恐惧是不会出现的，比如恐高，如果患者本人在生活中可以做到回避那些导致失去视觉支撑的（如站在围栏较低的天台或高楼的落地窗前）场景，恐高症患者可以不露形迹地隐匿在人群中。但是强迫性恐惧虽然也有针对恐惧对象的回避，但是恐惧却会如影随形地紧紧贴住患者，明明威胁已经消除或可能性很小，但是对威胁的恐惧却始终盘绕心头。这也不同于在老年人中更为常见的焦虑情绪。老年人中的焦虑多是对现实处境的过度担忧，焦虑的内容会随处境变化而变化，如早上会担心自己血压高，中午会担心老伴菜做咸了，下午开始担心接孙子时迟到，晚上又担心睡不好，等等。当然，还有一种焦虑我们称之为"浮游焦虑"，没有担忧的对象，但患者始终处于惶惶不可终日的状态，是一种比较严重的、泛化的焦虑障碍。无论哪种焦虑，都不像强迫所带来的担忧，那么固着于一点。

在确定强迫的临床相之后，在老年患者中，还需要做一件事：判断强迫状态是否由某些神经系统疾病包括变性病如帕金森病、亨廷顿病和核上性麻痹，外伤性如颅脑损伤，感染性如脑炎、脑缺氧（可在 CO 中毒后遗症中见到），复杂部分性癫痫引起。这些疾病都可能会造成一些强迫症状，会给临床诊断带来混淆。过去精神科医生喜欢将这一类强迫状态称之为"类强迫状态"，以区分"功能性"和"器质性"。但这一做法有点事后诸葛亮的味道：在确诊了躯体疾病之后，返回来再将强迫状态定性为"类强迫"。据称这种"类强迫"有刻板单调的特点，可资鉴别。但是"功能性强迫症"的强迫症状，就不单调刻板吗？从行为学层面作出强迫症状的病因学分类，实际上非常困难的。笔者认为也无此必要。目前学术界普遍认为强迫症是一种"神经环路疾病"，在这一环路上出现的大大小小的病变，都有可能导致个体出现强迫症状，所谓"功能性"与"器质性"，无非病变程度有所不同罢了。判断强迫症状是否由某一特定神经系统疾病所导致，还是要依靠对这一疾病的全面考察。如果一个精神科医生有很好的大内科特别是神经科功底，即使不能作出特定疾病的分类学诊断，作出会诊决策也应该不是难事。

　　有关老年期强迫症的治疗，这里只强调几个重点：①治疗要积极，老年人强迫症的预后不比年轻人差。②没有哪个药对老年期强迫症治疗效果更好，选择药物时，安全性包括药物相互作用是一个重要考量因素。因此，三环类抗抑郁药尽量不要放在选择目录里。伴发的焦虑会随着强迫症状的改善而减轻，因此尽量不要合并使用抗焦虑药物。③心理治疗对老年期强迫症很重要！但现实是既缺乏临床证据，也缺乏有资质的治疗师。老年人也许不是精神分析最适宜的对象，但认知、行为都是可取的导向。家属作为照护者和代理治疗师的角色，是需要好好开发利用的。

参考文献

1. LO MONACO M R, DI STASIO E, ZUCCALÀ G, et al. Prevalence of Obsessive-Compulsive Symptoms in Elderly Parkinson Disease Patients: A Case-Control Study. The American journal of geriatric psychiatry[J]. 2020, 28: 167-175.

2. KASCKOW J, FUDALA S. Obsessive Compulsive Disorder in the Geriatric Population[J]. International Journal of Geriatric Psychopharmacology, 1997, 1(1): 27-33.

3. SHARMA E, SHARMA L P, BALACHANDER S, et al. Comorbidities in Obsessive-Compulsive Disorder Across the Lifespan: A Systematic Review and Meta-Analysis[J]. Frontiers in psychiatry, 2021, 12: 703701.

什么是老年生活中的创伤：
创伤后应激障碍

于欣

一、案例介绍

Z 女士，72 岁，退休工人。因生活事件后出现控制不住发脾气、回避特定场合、失眠、心情烦闷半年余就诊。

Z 女士和老伴同为某大学后勤职工，夫妻关系和睦，在家庭生活中 Z 女士处于主导地位，丈夫基本上"百依百顺"。育有 1 子 1 女，均事业有成，其中女儿尤其出色，已经是某高校副教授，Z 女士常常把女儿挂在嘴边"我们在大学里虽然不是老师，我们的女儿可是大学教授"。

半年多以前，Z 女士一个远房侄女来京看病。因其治疗周期长加上经济上不宽裕，Z 女士就安排侄女住在自己家中，每晚在客厅支起折叠床安歇，次日早晨再把折叠床收起，这个过程都需要 Z 女士的丈夫帮忙。某晚 Z 女士已经上床歇息，但迟迟未见丈夫回屋，遂到客厅催促，结果看到侄女与丈夫贴近站立，丈夫的手似乎伸在侄女的衣服里。Z 女士当时大叫一声：你们在干什么？俩人顿时分开，丈夫讪笑地推着 Z 女士回屋并解释说什么事都没有。Z 女士越想越觉得不对劲，又专门跑去质问侄女，侄女一开始百般辩解，最后拗不过 Z 女士，承认当时是自己让 Z 女士的丈夫"摸摸"。Z 女士心头火起，打算连夜把侄女轰出家门，后来在丈夫劝说下作罢。但次日早晨，让侄女立即离开，并打电话把子女叫来，开家庭会议。Z 女士本以为儿女们都会站在自己一边批判老伴道德败坏，没想到儿女们一致认为 Z 女士小题大做。特别是女儿，甚至认为是 Z 女士冤枉了好人。

此后，Z 女士感觉自己好像"吞下了一颗苍蝇"，心里头发闷，却又无从发泄。她先让老伴把折叠床扔在阳台，称看见这东西就恶心。后来又让收废品的人拿走。渐渐不愿去客厅，说一到客厅脑子里就不由自主看到两个人"亲嘴搂抱"

的画面。看电视节目，只要涉及"小三，出轨，婚外情"等内容，Z女士就要换台，称这些东西让她会联想起那个坏女人。夜里睡眠质量变差，入睡困难，脑子里常常想"我们家从来都是清清白白的，怎么让那个坏女人毁了"，有时候越想越气，会控制不住掐、拧睡在身边的老伴。夜里会突然惊醒，有一种要去客厅"查看情况"的冲动。胃口变差，吃点东西就会有饱胀感，有时还会不停呃逆（俗称打嗝）。回避社交，最怕邻居同事称赞他们两口子"恩爱"。

本次由女儿安排患者就诊，Z女士对看病有顾虑，认为"家丑不可外扬"。说及事情起因时，表现得情绪激动，绘声绘色地描述那个"坏女人"是如何"不要脸"，同时又指着一旁唯唯诺诺的丈夫，斥责其"不争气""毁了这个家的名声"，叙述自己过了那么长时间，脑子里仍然会反复出现当时两人在一起搂搂抱抱的画面（丈夫插话说没有搂抱，Z女士立即怒不可遏）。Z女士感到这半年活得很累，自己陷在这件事的阴影里难以自拔，本来是个让大家都羡慕的家庭，现在再也找不回原来的感觉了。

予舍曲林50mg/d和喹硫平25mg/d，1个月后复诊患者自诉睡眠好一些，入睡比过去快，睡前脑子也不胡思乱想了。情绪也稍稳定一些，但是仍会情不自禁回想那些不愉快的事，有时也仍会对老伴撒气。继续该方案治疗3个月后随访，患者总体情绪有较大改善，现在可以进出客厅，观看电视，恢复了社交活动。偶尔仍会数落老伴，但是态度平和了一些。食欲睡眠都不错，体重也有增加。

二、案例分析

应激性事件会造成心理创伤，人类对此认识已久。"伍子胥过昭关""范进中举"都是在应激事件后个体立即出现身心巨大反应的例子。但是应激对个体带来的长期影响，即我们所说的创伤后应激障碍（PTSD），却是最近几十年才被医学界逐渐认识。虽然PTSD的成因中，包括了"反复经历或接触创伤的细节"，但绝大多数的PTSD为单个创伤性事件所引发。PTSD可以视为在一个应激事件后，个体持续挣扎和纠缠在事件所造成的生理心理反应当中，无法恢复到之前心理内稳态的过程。老年人是否比年轻人对应激事件更为敏感，更容易出现PTSD，研究结果并不一致。但PTSD可以贯穿整个生命周期，确是毋庸置疑。且女性、低社会支持度、神经质人格特点、有过童年创伤经历、低智商的老年人有更高风险成为 PTSD 的罹患者。自然灾害、战争，或针对个体的暴力侵害，这些 PTSD 的诱发事件，同样也是诱发老年人 PTSD 的常见原因，此外，某些重大躯体疾病如心肌梗死发作、跌伤，以及常见于老年期的生活事件如丧偶，也可能会成为老年人 PTSD 的成因。有意思的是，老年人年轻时所遭受的创伤，在当时并未引起 PTSD，进入老年期后，会在某些因素（如躯体疾病、手术）的诱发下，表现出典型的 PTSD 症状，而年轻时的创伤内容成为了症状核心。我们还需要注意的是，在老年期，有时候所谓的创伤性事件并不像我们一般认为的那样"惊心动魄"，但是结合个体的生活经历与个性特征，某些日常性事件对于特定个体来说，也可能是灾难性的。比如本案例中 Z 女士所面对的"丈夫出轨"。

老年人的 PTSD 症状谱与年轻患者相比，并无特殊之处。一般需要具备三大主征：①创伤性经历的再现（噩梦或闯入性思维）；②对创伤相关刺激的麻木或回避；③过度唤起。但老年期 PTSD 患者伴发抑郁和焦虑的比例更高。同时，PTSD 会给老年人带来更为严重的健康后果，包括加速衰老、增加痴呆和其他慢性病风险、加重功能损害、升高自杀风险。

与年轻患者不同，PTSD 老年患者的主动就诊率更低。究其原因，或者是患者将症状归咎于衰老，或者认为创伤事件难以启齿，而延迟就诊不仅使 PTSD 症状慢性化，也会导致抑郁和焦虑情绪加重。在 PTSD 老年患者中，应用心理治疗如 CBT 或 EMDR 的研究太少，难以评价疗效。实际上，药物治疗的研究也不多。SSRIs 使用原则上是不错的，但是在年轻患者中有效的哌唑嗪，对于伴有心动过缓或低血压的老年人，就不一定适用。同样，老年人中苯二氮䓬类（BZs）药物的使用率较高，这对 PTSD 的治疗也有一定妨碍，BZs 会加重 PTSD 的解离症状。

PTSD 会显著干扰老年人的社交生活，减少社交的频度和质量。因此增加社会支持，也是老年期 PTSD 患者治疗当中的一个重要环节。有意思的是，在自然或人为灾害后，我们常常会认为老年人群体是 PTSD 的易感人群，但实际上，老年人可以利用自己丰富的社会经验和个人经历，为其他年龄群体提供有益的社会支持，成为我们在应对创伤后心理危机时宝贵的精神资源。

参考文献

1. GROSSMAN A B, LEVIN B E, KATZEN H L, et al. PTSD Symptoms and Onset of Neurologic Disease in Elderly Trauma Survivors[J]. Journal of Clinical and Experimental Neuropsychology, 2004, 26(5): 698-705.

2. LAPP L K, AGBOKOU C, FERRERI F. PTSD in the elderly: the interaction between trauma and aging[J]. International Psychogeriatrics, 2011, 23(6): 858-868.

3. JAKEL R J. Posttraumatic stress disorder in the elderly[J]. Clinics in Geriatric Medicine, 2020, 36(2): 353-363.

第八章　躯体症状障碍

案例22　反复就医的老年期躯体症状障碍

于欣

一、案例介绍

Z 先生，71 岁，汉族，山东人，大专学历，退休。20 年来在生活事件后出现情绪问题和睡眠紊乱，近 5 年来过分关注躯体不适，反复就医。

精神障碍家族史阳性，舅舅患有"精神障碍"，喝农药自杀去世，具体不详。母亲"头晕"多年，间断中药治疗。既往史：近几年多次出现突发眩晕，视物旋转、身体不平衡感，睁眼较重，闭上眼睛能减轻，多自行缓解，曾到耳鼻喉科就诊，行相关检查未见明显异常，排除"耳石症"。否认冠心病史，否认外伤手术输血史。磺胺类药物过敏，否认其他食物、药物过敏史。患者出生于山东，生长发育如同龄人。胞 2 行 1。母孕期无特殊。适龄上学，小学未毕业，因经济困难辍学参军。在部队完成大专学业。部队转业后至北京某机关单位工作，从事文书工作，从此定居北京。擅长写作，工作能力强。28 岁结婚，32 岁离异，39 岁再婚。两次婚姻分别育有 1 女。与现任妻子关系不好，经常吵架。病前性格急躁、外向、开朗、善于交际。退休后喜欢旅行、散步。无特殊兴趣爱好，否认烟酒等不良嗜好。否认其他精神活性物质滥用史。

患者于 1999 年因单位岗位调动（原来在机关单位的办公室从事文书工作，后被调到基层单位，需要夜里去工地视察），感到工作累、压力大，逐渐出现失眠、早醒，伴心烦意乱、心慌、坐立不安，早上最重，傍晚有所减轻。患者无法继续工作。遂主动至当地某精神病院住院治疗，诊断不详，予药物（具体不详）及 MECT 治疗后睡眠改善，但仍心烦意乱。因病在家休息约 1 年。单位领导因此将患者调回原工作岗位。此后患者心烦意乱、坐立不安症状逐渐消失。偶尔出现失眠表现，自行间断服安眠药治疗，效果好。2009年患者退休后被单位返聘，但感到返聘后的工作任务较重，力不从心，难以应付，渐渐又感到心烦意乱。

患者于2014年结束返聘，正式退休回家。渐渐失眠加重，表现为入睡困难，早醒，有时几乎整夜不眠。患者多次就诊于当地精神科及中医科，但都不能坚持规律服药，睡眠时好时坏。此后逐渐出现头晕、头发昏。患者担心自己得了重病，反复就诊于神经内科、耳鼻喉科、内分泌科等，完善相关检查均未发现明显异常，但患者不相信自己正常的检查结果，也怀疑医生对于自己无重大躯体疾病的解释。在内科医生的建议下也曾多次就诊北京安定医院门诊，诊断"焦虑状态"，曾建议予艾司西酞普兰片、文拉法辛缓释胶囊、舍曲林片、奥氮平片等治疗，但患者均未规律服药，症状无明显改善。2016年曾连续规律服用米氮平片45mg/d约1年，症状仍未见明显缓解。近几年患者间断服用艾司唑仑片日高量4～6mg治疗，睡眠情况改善，头晕略有缓解。2017年开始无明显诱因症状加重，头晕、头发昏的情况加剧，每天几乎不出门，平时都会跟妻子外出散步、旅行等，都不愿做了，每天大部分时间用在研究药物说明书，担心自己的健康，担心药物不良反应。反复到中医科、精神科及相关内科就诊。2019年8月中旬每日服用艾司唑仑片4mg、米氮平片15mg、劳拉西泮片0.5～1.0mg、佐匹克隆片7.5mg，症状无明显改善。为求进一步诊治，2019年9月中旬住笔者所在医院治疗。患者近期饮食可，睡眠差，服药情况下睡眠时间3～4小时，二便正常，体重变化不大。

【躯体及神经系统检查】

意识清楚，生命体征平稳，心肺腹部未见明显阳性体征，神经系统查体未见明显阳性体征。

【精神检查】

意识清晰，定向力完整，接触被动，检查合作。有问能答，对答切题，语调偏低，语量适中。未查及幻觉、妄想等精神病性症状。自诉头发昏、发紧，有东西箍着一样。诉与爱人性格不合，这几年每次吵架后头晕都加重。每天因为头晕什么事都做不了，身体也没有力气。诉从小想事情都倾向于往坏的方面想。情感反应协调、适切。自诉没有头晕不适，心情就会好。否认持续的情绪高涨或情绪低落体验。否认兴趣减退、愉悦感丧失。否认自我评价降低、自责、自杀观念。自知力不全，承认自己生病，主动配合治疗，有求治愿望，同时认为自己得病家人应该更加照顾自己，但家人都不是很理解自己。

【辅助检查】

血、尿、便三大常规、生化大致正常。梅毒、艾滋病、乙肝、丙肝相关检测阴性。心电图示右室传导延迟。心率变异分析提示生理压力属于中度范围，心理压力属于中度范围。威斯康星卡片分类测验（WCST）提示逻辑分析与认知执行功能水平可能轻度降低。睡眠呼吸监测提示睡眠连续性差、睡眠结构欠合理、睡眠效率低；轻度周期性腿动。头颅 MRI 提示脑白质脱髓鞘、脑内少许腔隙灶可能、双侧侧脑室稍欠均匀、右侧上颌窦少许炎症不除外。MMSE 评分 28 分，MoCA 评分 23 分。抑郁自评量表（SDS）提示无抑郁状态。焦虑自评量表（SAS）提示正常状态。

【诊断】

1. 恶劣心境
2. 躯体症状障碍
3. 眩晕

【治疗经过】

入院第 1 周，予度洛西汀肠溶片 20mg 每晚 1 次，艾司唑仑片 3mg 每晚 1 次逐渐减量至 2mg 每晚 1 次，劳拉西泮片 0.5mg 每晚 1 次，米氮平片 15mg 每晚 1 次，奥氮平片 1.25mg 每晚 1 次起始逐渐增加至 3.75mg 每晚 1 次治疗。患者出现头晕加重，站不稳，自诉既往用奥氮平时出现类似情况。睡眠情况有所改善，但自觉仍欠满意。入院第 2 周，将度洛西汀肠溶片逐渐增加至日高量 90mg，将奥氮平片逐渐减停，换喹硫平片 12.5mg 每晚 1 次起始逐渐增加至 37.5mg 每晚 1 次，继续减量艾司唑仑片至 1mg 每晚 1 次，增加佐匹克隆片 7.5mg 每晚 1 次，维持劳拉西泮片 0.5mg 每晚 1 次，米氮平片 15mg 每晚 1 次治疗。患者睡眠明显改善，自我感觉比较满意。头晕、头发紧症状偶有波动，但总体在好转。入院第 4 周，患者症状明显改善。头晕、头发昏、发紧的症状基本缓解，情绪尚平稳，自诉挺开心的，自知力存在，好转出院。

二、案例分析

躯体症状障碍，及其在 ICD-10 及 DSM-IV 里的前身"躯体形式障碍"，恐怕都没有"疑病症"一词更加深入人心。疑病症作为一个古老的词汇，曾在相当长一段时间都指某种以肋下疼痛为表现的疾病，直到 19 世纪，才开始用来专指心理因素占首位，器质性因素相对次要的一种精神障碍。医生记录这样的患者，反复求医，总以这句话开头：我来看医生，是因为我确信自己得了热病，肯定治不好了。这也构成了疑病症诊断的核心：患者将自己所感知的躯体症状作为某种躯体疾病存在的证据，尽管有持续的医学保证（化验检查、查体、医生的专业意见等），患者仍然坚信自己已经罹患了某种疾病。疑病症作为一个特殊群体，在人群中存在的百分比几乎是恒定的，尽管所惧怕的疾病排行榜会随时间而变化。

奇怪的是，这样一个几乎已进入老百姓日常用语的专业词汇，在 DSM-5 里却消失了。取而代之的是"illness anxiety disorder（疾病焦虑障碍）"。ICD-11 虽然保留了疑病症，但是却将其转移到了"强迫及相关障碍"一章里，与强迫症、躯体变形障碍等并列。第一个改动是因为疑病症强调患者对某一特定疾病的坚持，而临床上不少患者并不会说出或执着于某一特定疾病；第二个改动是因为在疑病症里，既有所谓纠缠——脑子里会持续出现与健康和疾病相关的不合理的想法如脑子里不停闪现晚期癌症患者的相关症状甚至画面，也有所谓重复——跟健康或疾病相关的重复性行为如多次做同样的医学检查。实际上，这两种做法笔者都不太能认同。笔者的理由为：①疑病症并不一定需要患者准确地讲出疾病的名称。过去医学不发达，无论是医生还是普通百姓，大概对疾病的认知就那么几种，如传染病一概都称为热病、皮肤病一概都叫大麻风，如今有名有姓的疾病超过两万多种，普通民众很难给出准确的疾病名称，往往会笼统说成某一器官或某一系统的病。②疑病症也不一定会始终如一坚称自己得了一种病，既可以同时"患"了几种，也可能在病程中改了病种。③疑病观念固然有跟强迫观念类似之处，疑病行为也有与强迫行为重叠的地方，但是疑病症患者与强迫症患者最大的不同，是对自己身体功能和症状的高度关注，患者的身体功能异常和症状表现，是其疑病观念和行为的重要支柱。

本书之所以在躯体症状障碍病例讨论中，大谈"疑病症"，是因为充分理解疑病症是我们能够更好地诊断老年患者躯体症状障碍（或躯体形式障碍，或躯体不适障碍）的基础。几乎老年期所有的精神障碍，都或多或少地存在躯体不适主诉，这些躯体主诉无法在严重度上或对个体造成的情绪和认知困扰上，能够全部由老年人合并的躯体疾病所解释。临床医生很早就发现了疑病与忧郁（melancholy）的关系，而焦虑更是常常会与疑病共存。在等级诊断年代，诊断疑病症要先排除抑郁症（见 ICD-10），在多轴诊断或维度诊断时代，是允许共病的。共病的概念一出，临床医生的思维模式就变懒，不再去思考症状群之间的关系，也不再花时间精力去探索症状在时间轴上的演变过程。

如何诊断一个独立的躯体症状障碍，而非抑郁症或焦虑症伴发的躯体不适主诉？结合 Z 先生的病例，我们概括出以下几条原则，可以作为临床诊断时的参考：①患者的身体功能（如大便的性状）和躯体不适（如胸闷心悸）是患者所有精神活动的中心，情绪变化和个人生活均被其所左右；②无论患者是否用某个疾病名称指代自己的健康状况，患者对求医都比较热衷，化验检查和医生解释有可能短暂减少患者的关注度，舒缓患者的担忧，但是患者会很快找到化验检查结果的问题和医生解释的差异，从而更加强化对自己健康状况的关注；③通常都有对更加困难或威胁更大的处境（如遭受欺诈后的财产损失）的漠视，对家庭成员"对自己关心不够"的愤恨，以及逃避社会和家庭责任的倾向。

在老年期躯体症状障碍患者中，我们通常可以见到两类群体。一类是从年轻起就过分关注自己的健康状况，除了更热衷自学各种医学和养生知识，也更愿意为各种躯体不适花时间精力求医，出于对健康的顾虑，他们会缩减自己的生活内容和社交活动，哪怕影响了自己的职业发展。日久经年，这种情形已经变成了一种生活方式。来就诊老年精神科，往往是由于进入老年期后，患者常常不顾自己的日趋衰弱的身体状况，仍然坚持某种自信对健康有益的生活习惯（如灌肠、饮中药方剂），造成了损害性后果也不能停止；或反复要求家人带其就医，并对就诊医院、科室或医生有诸多挑剔。这类患者对来看精神科有所抵触，医生在努力跟患者建立有效沟通的同时，还要特别注意患者目前的状态，是否有心境发作所导致的恶化，这类患者的抑郁发作往往比较隐蔽。第二类患者群体起病于老年期，常常在比较重大的生活事件后发生，这里说的"重大"，一定要结合老年人自身的生活处境和个性特点来判断。当然，有人喜欢用"心理代偿""继发获益"来解释重大生活事件后出现躯体症状障碍的心理机制，这也不无道理。

参考文献

1. DORFMAN W. Hypochondriasis-Revisited: A Dilemma and Challenge to Medicine and Psychiatry[J]. Psychosomatics, 1975, 16(1): 14-16.

2. WU Y, TAO Z, QIAO Y, et al. Prevalence and characteristics of somatic symptom disorder in the elderly in a community-based population: a large-scale cross-sectional study in China[J]. BMC psychiatry, 2022, 22: 257-257.

3. GROVER S, SAHOO S, CHAKRABARTI S, et al. Anxiety and somatic symptoms among elderly patients with depression[J]. Asian journal of psychiatry, 2019, 41: 66-72.

案例 23 以性质怪异的躯体症状为主要临床相的诊疗

于欣

一、案例介绍

Y 女士，70 岁，退休干部。经常头晕 10 余年，近 3 年加重，1 年来诉"脑子里有小神经在哭泣"，为此烦恼，并拒绝服药。

Y 女士高中毕业后一直在政府机关做行政工作，婚后育有 2 女，55 岁退休后居家生活，家庭关系和睦。自退休后，Y 女士常常诉"头晕"，在医院的神经科、耳鼻喉科多次就诊，除某次耳鼻喉科医生考虑过"梅尼埃病？"，均未给出明确的疾病诊断。患者也尝试过中药和针灸治疗，效果不明显。3 年前，在神经科医生的建议下，患者首次来精神科就诊，患者称自己的头晕是"发作性的"，每次发作"脑子里有过电感"，不发作的时候就好人一样。否认自己有焦虑和抑郁情绪，但是承认为这种"头晕"看了不同科室的很多医生，都没有给出个结论，确实有烦恼情绪。医生经过焦虑自评量表、心率变异性分析和近红外热成像检查，考虑患者存在轻到中度的焦虑情绪，建议开始坦度螺酮 10mg 每日 3 次与乌灵胶囊 3 粒每日 3 次治疗，患者同意服用药物。治疗 1 个月后患者自觉头晕发作减少，认为治疗有效，继续服用上述药物半年。此后因头晕发作又开始频繁，门诊停用了乌灵胶囊，换为度洛西汀 60mg 每日 1 次，坦度螺酮增加至 20mg 每日 3 次。这一治疗方案维持了近两年时间，总体上患者诉头晕发作少多了，情绪相对平稳，日常生活也比较规律。

1 年前患者开始诉"脑子里有大神经和小神经在跳"，认为服用的精神药物无效，转而接受中医治疗，在某医院接受奥氮平 5mg 治疗后，患者转而主诉"大神经都被奥氮平杀死了""全部剩下来小神经，小神经在没吃药的时候会在脑子里来回爬，还挺高兴的，一吃药小神经就哭了，发出嘶嘶的声音"。患者一方面觉得脑子里"小神经爬得闹心"，可是又很"同情这些小神经，不希望用药把他们都杀死"。患者希望能把这些小神经"快快乐乐地送走",但是看来办不到。除了谈论"小神经",患者似乎对其他话题不感兴趣,每日卧床多,社交活动和家务劳作基本上不再参与。医生换用了帕罗西汀 50mg,考虑到患者有嗜睡和体重增加,将奥氮平减量至 2.5mg。患者遵医嘱服药,5 个月后复诊时,医生认为患者病情改善不明显,建议患者接受改良电休克治疗。在经过一系列检查与评估后,患者开始接受每周 3 次的 MECT 治疗,共计 11 次,双侧电极,频率从最初的 40Hz,逐渐增加到 120Hz,持续时间为 2 秒,发作时间范围从 35 秒到 60 秒。MECT 做完第 9 次后,患者不再诉"小神经"的事,称听不见"小神经的声音",也感受不到"小神经在脑子里爬"。可以跟家人聊天,看看电视,但生活上仍然显得懒散,对家里重要事项或财务安排都不愿操心,连一日三餐征询患者意见时,患者总敷衍说"随便"。不愿外出,回避社交。MECT 疗程结束后,患者停用了所有精神科药物,开始服用中药治疗。1 个月后来诊,称"小神经虽然不再说话了,但是嗡嗡响",所以脑子乱如麻。较之前比,活动增加,可以做一些家务,有时也能外出参加一些社交活动。继续服用中药 2 个月后,患者逐渐又开始说"小神经在脑子里发出嘶嘶声""不好时会发出哭声",好的时候就"欢欣鼓舞",认为这些小神经是有生命的存在,有喜怒哀乐,也有生生死死。门诊开始处方奥氮平 10mg 治疗,患者服药后困倦,有双手静止性震颤。治疗 1 个月后效果不显著,医生建议患者再次接受 MECT 治疗。

二、案例分析

在老年精神科门诊中,会碰到这样一类患者,突出的临床症状是身体某个部位或某个器官的极度怪异的感受,这种感受有时会达到"荒谬"程度,并给患者造成强烈的精神痛苦。既往大多有心境障碍或焦虑障碍病史,但是无论既往有无精神障碍史,在躯体怪异症状出现后,患者的心境变化便与症状息息相关,之前的情绪问题反而不再突出。

所谓"性质怪异的躯体症状"可以出现于身体的各个部位。一位老年女性患者,在接受双侧人工膝关节置换术后,开始出现双膝部的不适。该患者作为教学案例,其手术是由中美专家联合完成的,术中使用了美国专家带过来的材料。该患者最初向家人描述,两个膝盖里填充的"美国水泥慢慢融化了,顺着小腿淌到了脚底板,脚底板变得黏黏糊糊的"。接着就开始说两个膝盖处的神经"长疯了,向上窜到了脑瓜顶，一边长还一边哼哼；向下窜到了脚底板，想从脚心钻出来，所以头疼，脚底板疼"。该患者多次去主刀医生门诊就诊，希望能解决问题。在家时常拍打两侧膝盖、让家人揉脚底、揉头部，但仍常常因不舒服而大声哭泣。另一位老年患者，既往有抑郁发作史及长期便秘史，"心情不好，便秘"是患者常年的主诉。但之后患者开始描述"肚子里的大便解不出来，堆成了一座小山，满身乱转，有时跑到胸口，压得喘不过气；有时跑到背上，压得直不起腰""大便堆积得太多，变成了一架排子车，两个车把手凸凸着，顶在肚子上"。此外，还有一位患者有慢性鼻窦炎，在"特色门诊"做了激光治疗后，感觉"激光好像把脑瓜底的骨头打穿了，脑子里的水滴滴答答顺着鼻子根流淌，自己的上牙床变得越来越高，一吸气就会鼓上去，这样脑子里的水就从上牙床渗到嘴里，嘴里总是咸咸的"。

这些症状有些带有鲜明的幻觉特色：真实的知觉体验、出现与消失具有自发性，不受患者的主观控制。但又缺乏幻觉的要素：必须不具备客观刺激。所有这些异常体验都"事出有因"：或者源于自身生理功能的不适性感受，或者源于外力如医学操作、外伤。症状的诱发或持续，无论性质还是内容，都与既往的生理性不适或外力影响有关。此外，这些症状并不局限于某个单一的内脏器官或躯体部位，也不局限在一个感觉领域，传统的对幻觉的描述如以发生部位来定性的"内脏性幻觉"（表 23-1），或限于某一感觉领域的"幻听"，都无法概括这些症状的复杂特性："小神经的蠕动游走""嘤嘤哭泣""小声讲话"等等，我们会发现患者有将身体某一器官或部位拟人化的倾向，仿佛自己不断犯胀气的肚子，是自己养大的一个不争气的孩子，需要哄着、吓着，要不就会找不自在。同时我们也能看到患者在描述这些躯体症状时具有"内窥"色彩：患者摇身一变，成了

表 23-1　躯体感知领域的幻觉类型

类型	描述	举例
浅表的温度感	不正常的热或寒的感觉	我的双脚踩在火上
触感	触摸感	一只死人的手摸我 蚁走感
潮湿感	对液体的感觉	我能感觉到有液体流淌过我的胸膛
运动感	肌肉及关节部位的幻觉	患者报告肌肉被挤压
内脏性	内脏器官的幻觉	疼痛、拉伸及沉重感

一个迷你版的自己，钻到体内，绘声绘色地描述自己体内器官在形状和功能上发生的奇异变化。基于上述理由，笔者不赞同将这类症状归纳为幻觉，而将其称之为：性质怪异的躯体症状（bizarre somatic symptoms）。

除了症状的怪异，这类患者另一个突出的特点就是痛苦程度极高。笔者觉得用"撕心裂肺般的痛苦"来形容，并不为过。患者会有显著的兴趣缩窄，除了关注这些症状，身外之物均不放在眼里。自然，如果考察患者与家人的交流和情感互动，可以认为患者的情感丧失了反应性（de-affectualization）。有时候，家人会因为患者对自身不适的强烈痛苦，与对亲人的漠视所形成的强烈对比，从而得出患者变得自私的结论。

这种主观的痛苦感，和兴趣减少，恰恰是抑郁症的两大特征。实际上，不少患者在出现性质怪异的躯体症状之前，有抑郁症病史。当然，也有相当比例患者，一开始就以躯体症状作为原发症状。然而，这类患者常常被扣上"幻觉妄想"或者"躯体症状障碍"的帽子，很少被临床医生诊断抑郁症，也是因为患者除了在特定的躯体症状活跃时表现出精神痛苦，其他时候则显得漠然和冷淡，与抑郁症持久的情绪低落不太一样。

大多数这类患者可能会接受抗抑郁剂治疗，但大概率是接受或合并了抗精神病药。笔者个人的经验是，这样的治疗效果不会太好。MECT 是一个更好的选择，机制却不清。也许这类性质怪异的躯体症状的产生，涉及多个大脑环路的功能紊乱，如日本的一项针对老年期躯体性妄想障碍的 SPECT 研究提示，这类患者存在左后中央皮质和右中央旁小叶灌注显著升高，所以只有 MECT 这样强力的整合性疗法，才能起作用吧。

参考文献

1. NEMOTO K, MIZUKAMI K, HORI T, et al. Hyperperfusion in primary somatosensory region related to somatic hallucination in the elderly[J]. Psychiatry & Clinical Neurosciences, 2010, 64(4): 421-425.

2. KATHIRVEL N, MORTIMER A. Causes, diagnosis and treatment of visceral hallucinations[J]. Progress in Neurology and Psychiatry, 2013, 17(1): 6-10.

第九章 睡眠障碍

案例 24　老年期的阻塞型睡眠呼吸暂停综合征

于欣

一、案例介绍

Z 先生，68 岁，汉族，北京人，退休。近 3 年来情绪低落，忧虑，兴趣活动减少，伴入睡困难和夜眠质量差。

精神障碍家族史阴性。既往史：1997 年左右发现血压高，最高可达 180/110mmHg，近来服用苯磺酸氨氯地平片 5mg/d 联合奥美沙坦酯片 20mg/d 降压，血压控制不平稳，近年来常感头晕头胀，晨起曾测血压最高达 200/110mmHg；2014 年发现前列腺增生，近来夜尿多，每晚起夜 3~4 次。否认药物食物过敏史。个人史：胞 2 行 1，生长发育正常；适龄上学，学习成绩中等，高中文化，毕业后到北京某工厂上班，工作成绩突出，后被提拔做管理工作直到退休；28 岁结婚，婚后夫妻感情好，育 1 子，配偶及儿子体健。病前性格外向开朗，朋友多，交际能力好；爱好足球，游泳。否认烟酒嗜好，否认其他精神活性物质滥用史。

Z 先生于 2016 年 11 月无明显诱因出现心情低落，感到疲乏无力。对退休后喜欢的踢球和游泳失去兴趣，以前喜欢的电视节目也不看了。变得不爱出门，说话也变少。总担心各种事情，如孙女的生长发育、自己的健康，觉得自己身体不如从前，突然什么都不会做了，感觉记忆力变差。偶感坐立不安、心烦手抖。2018 年 8 月首次就诊于笔者所在医院门诊，诊断"抑郁焦虑状态"，先后予舍曲林片、米氮平片、艾司西酞普兰片、度洛西汀肠溶片、曲唑酮等治疗（具体不详），因担心药物不良反应所以服药不规律，病情时好时坏。好转时情绪改善明显，但睡眠仍较差。近半年病情加重，情绪低落伴焦虑，担心的事情多，怀疑自己得了代谢性疾病、恶性肿瘤等；反复就诊检查，检查结果阴性，但仍比较担心。发病以来，睡眠差，每晚起夜 3～4 次，眠浅易醒，早醒，早晨四五点醒来就不能再睡。食欲差，每天只吃 2 顿饭，食不知味。近半年体重下降约 10kg。于 2019 年 7 月底首次于笔者所在医院住院治疗。曾有自杀观念，否认自杀行为。否认冲动伤人行为。否认既往持续性心情高涨、精力旺盛、活动增多等躁狂表现。

【躯体及神经系统检查】

意识清晰，生命体征平稳。BMI 为 29kg/m^2。心肺腹及神经系统查体未见明显阳性体征。

【精神检查】

意识清晰，定向力完整。接触略显被动，查体合作。主动言语少，语速偏慢，语音低沉。有问能答，对答切题。未查及明显的幻觉、妄想等表现。情绪焦虑伴抑郁，情感反应协调，表情愁苦。愉快感缺失，自诉已经没有什么能让自己高兴的事儿，承认自己还会担心得了重病。兴趣减退，自诉"现在电视不想看了，不想出门，也不想说话，做什么事情都没兴趣"。精力体力下降，自诉"比以前体力差，白天疲乏、没力气"。承认自信心降低、悲观，自罪自责表现。意志行为减退。自知力部分存在。否认既往情感高涨、精力体力旺盛、挥霍、活动增多等表现。

【辅助检查】

血、尿、便常规正常，贫血三项、甲状腺功能正常。生化全项：血糖（GLU）6.36mmol/L，余大致正常。乙肝、丙肝、梅毒、HIV 相关检测阴性。心电图示右室传导延迟。胸片正常。红外热成像及血流图示波谱基本正常。腹部彩超提示前列腺增生并钙化，双肾囊肿。MMSE 评分 30 分，MOCA 评分 29 分。

【诊断】

1. 不伴精神病性症状的重度抑郁发作

2. 高血压病

3. 前列腺增生

【治疗经过】

入院第 1 周，主要以度洛西汀肠溶胶囊 60mg/d，曲唑酮片 75mg/d，氯硝西泮片 1mg/d 治疗；续外院降压方案（见既往史），血压控制平稳。患者食欲基本恢复，睡眠仍是突出的问题。白天头晕、头胀痛。情绪改善不明显。考虑患者的助眠治疗效果欠佳，且又是高龄男性，病前体型肥胖，高血压病 20 余年，存在较多阻塞型睡眠呼吸暂停低通气综合征（OSAS）的危险因素。于是向患者老伴再次采集病史，发现他近年来夜间睡觉时大声打鼾，有时会突然出现呼吸暂停，过后又是很大的鼾声。随即行睡眠呼吸监测，监测中发现：①睡眠分期：入睡潜伏期（12.5 分钟）正常；入睡后清醒总时间为 43.5 分钟，清醒次数为 8 次，睡眠连续性差，睡眠效率 90.0% 尚可；总睡眠时间为 503.5 分。其睡眠结构：1 期、2 期睡眠比例增多，3 期睡眠缺失，REM 期睡眠比例减少。②呼吸及相关事件：在整夜睡眠中，41.6% 以上时间处于仰卧位，AHI 为 32.5 次/h，其中阻塞型呼吸暂停 256 次，低通气 17 次，中枢性呼吸暂停 0 次，混合性呼吸暂停 0 次，相关的氧减指数为 31.6 次，最低和平均血氧饱和度分别为 75% 和 93%；微觉醒指数达 3.6 次/h，多与呼吸异常事件有关；打鼾指数 0 次/h。③整夜睡眠中单次腿动共 22 次，腿动指数 2.6 次/h，周期性腿动为 0 次，周期性腿动指数为 0 次/h。报告提示睡眠连续性差，睡眠结构欠合理，支持重度阻塞型睡眠呼吸暂停低通气综合征。

医生将氯硝西泮逐渐减停，增加米氮平片至 30mg/d，佐匹克隆片 7.5mg/d，维持度洛西汀肠溶胶囊 60mg/d、曲唑酮片 50mg/d 及降压等其他内科治疗。在请睡眠科医生评估后，开始使用呼吸机治疗。

入院第 3 周，患者夜间睡眠时间增加，AHI：0.7 次/h。起夜次数减少，醒后能再入睡，偶有早醒。头晕较前缓解。情绪明显改善，偶心烦，但片刻后自行缓解。喜欢与家人谈论感兴趣的话题。自觉体力有所恢复，活动量逐步增加。但血压仍波动较大，最高 170/100mmHg，于是更换苯磺酸氨氯地平片为硝苯地平控释片 30mg/d 降压；继续减量至度洛西汀肠溶胶囊至 30mg/d，加量至米氮平片 45mg/d；维持曲唑酮片 50mg/d、佐匹克隆片 7.5mg 每晚 1 次治疗；维持降压、呼吸机等治疗。住院四周后出院，血压偶有波动，在心内科门诊随访治疗，定期门诊复诊，患者服药规律，病情总体控制平稳，睡眠、情绪状态等大致恢复至病前状态。

二、案例分析

睡眠的生理功能到底是怎样的，其实我们知道得并不是很清楚。但能够十分肯定的是，睡眠对个体的生理和心理功能至关重要，对老年人更是如此。

接诊老年患者的时候，我们常常听见老人家说这样的话："医生，你只要让我睡好了，什么焦虑、什么抑郁，就都没有了"。受过良好训练的精神科医生往往会对此暗暗"嗤之以鼻"，因为他们坚信，睡眠差是焦虑和抑郁的副产品，而非病因。

多年前，精神科的老前辈，北京大学第六医院的许又新教授在给住院医师讲授《牛津精神病学》时，对其中一段话"老年人不是睡得少，而是睡得差"赞赏有加。他拿自己做例子：过了 50 岁，白天打盹的次数多了，夜里醒的次数多了。然后，他特别强调：催眠药是必要的。

随着年龄增加而伴随的睡眠变差，既有生理原因，也有病理原因。好在睡眠障碍是精神障碍中，为数不多可以采用客观监测指标的疾病，多导睡眠图（polysomnography，PSG）可以完整记录睡眠时相、肌肉运动、心律等，多次睡眠潜伏期试验（multiple sleep latency test）可以考察患者白天的嗜睡状况，而体动记录仪（actigraphy）则能长程记录患者的睡眠觉醒状态。如果对社区老人进行相关指标测评的话，存在各类睡眠障碍的老年人应该不在少数。可惜大多数老年人都平静地接受了自己睡眠变差的现实，主动因睡眠问题作为第一主诉就诊的，通常都伴有情绪障碍。

这里有两个问题想做较为深入的探讨。第一是对于 OSAS 的老年患者，是否应该接受经鼻持续气道正压呼吸（continuous positive airway pressure，CPAP）治疗？在老年精神科乃至整个老年医学中，过度治疗和不作为并存。对老年人感觉缺陷（如重听）、牙齿缺失、抗重力肌的萎缩等常见于衰老相关的生理功能减退，不完全是囿于经济条件的限制，更多的还是观念上的原因导致不作为。在疾病治疗中，也常常会见到治疗目标定得偏低，如在帕金森病患者中，我国患者服用拟多巴胺能药物的剂量远低于西方国家，医生（也可能是患者或家属的意愿）宁肯忍受患者存在显著的运动障碍，也不愿增加药物剂量。有学者认为，对老年患者的消极治疗态度和医疗行为，是一种"老龄歧视（ageism）"。所以如果评估认为 OSAS 患者应该使用 CPAP，笔者的观点是：应治尽治。在 Z 先生这个案例中，纠正 OSAS，既可以避免其心脑血管不良影响，也有助于抑郁症残留症状的恢复，同时极大提升患者的生活质量。

第二个问题是，针对老年人群中更为常见的失眠障碍，催眠药物是否能长期使用？我们需要明确的一个观念是：与失眠带来的健康危害相比，催眠药物的副作用要小得多。如果一个老年患者咨询是否应该停用催眠药物，那么只要符合下面几个条件，我们的回答就是不必：①有连续数年甚至更长时间的层面药物使用史；②在使用催眠药物的大多数时间里，药物品种和剂量保持不变；③患者对目前的睡眠质量还算满意；④未发现患者有显著的催眠药物所导致的不良反应。当然，如果失眠还伴有情绪障碍或其他有可能影响睡眠的躯体疾病，我们的治疗原则又要另当别论。

最后，我们想告诉大家的是，改善睡眠障碍不是万能的，这不会让患者的精神障碍和躯体疾病也随之消失，但是如果仅仅单纯治疗患者的精神障碍，而漠视对睡眠障碍的治疗，则是万万不能的。

参考文献

1. PATEL D, STEINBERG J, PATEL P. Insomnia in the Elderly: A Review[J]. Journal of clinical sleep medicine: JCSM: official publication of the American Academy of Sleep Medicine, 2018, 14(6): 1017-1024.

2. MAZZA M, DELLA MARCA G, DE RISIO S, et al. Sleep disorders in the elderly[J]. La Clinica Terapeutica, 2004, 155(9): 391-394.

第十章　老年期特殊的行为障碍

案例25　捡垃圾的主妇

王华丽

一、案例介绍

J女士，70岁，中专文化，家庭主妇，和丈夫生活在一起。主诉：不计后果地坚持捡拾垃圾10余年，导致失火、被人鄙视仍屡教不改近5年。

J女士10年前开始捡拾垃圾卖钱，由于捡回来的很多破烂，废品站不收，就堆放在家里。平时和丈夫总是吵闹，埋怨丈夫不给她钱。女儿觉得家里垃圾成堆，怀疑她有精神问题。6年前首次带其到精神科就诊。就诊时医生与患者交谈，观察到其交谈主动，举止尚自然，待人有礼貌。即刻记忆好，100连续减7完全正确，检查过程中注意力、计算能力都准确。称自己捡废品去卖，是因为缺钱，"30年来丈夫不给她一分钱"，认为丈夫对自己不好，承认经常吵闹。当时考虑患者无显著精神异常，未予特殊处理。

5年前家中垃圾自燃引发火灾，室内物品均烧毁，也殃及同单元的邻居。因为经济拮据，未对邻居的损失给予赔偿。此后，患者遭到邻居的鄙视，家人出门也觉得特别没面子。但患者仍不接受教训，继续捡破烂回家。有时疑心丈夫把钱给别人了。丈夫带她再次到精神科就诊，检查过程中患者自诉近几年来心情不好，心里难受，心烦，心跳，感到控制不住，不承认自己有精神异常。当时门诊考虑"神经症"，给予氟哌噻吨美利曲辛片1片/d治疗。服药后曾复诊一次，称不去捡破烂了，头晕，没劲，晚上精神状态好些。此后未再复诊。

半年前丈夫和女儿再次陪同患者到老年精神科就诊，补充病史称患者近10年捡拾破烂，堆在三间屋子里，捡拾的东西既有报纸，又有食物，堆在家中臭味熏天，虫子到处爬。因捡垃圾致骨折。恢复好一些后，又开始捡。总说家人不好，说不给自己钱。称是老伴故意堆放的垃圾不让自己出门。家人察觉性格也有改变，不关心家人。此次就诊后全套神经心理检查：MMSE 评分 16 分，老年人认知功能筛查量表（CASI）评分 63 分，MoCA 评分 9 分。阿尔茨海默病评定量表 – 认知量表（ADAS-Cog）评分 3.3 分，NPI 评分 5 分。提示广泛性认知功能损害，以回忆和视空间损害为主。颅脑 CT 未见明显异常，腔隙性脑梗死，右颞叶可疑萎缩。当时临床印象考虑"痴呆状态"，给予碳酸锂 750mg/d，帕罗西 10mg/d 治疗。

患者服药 1 个月后复诊时报告，刚服药时患者觉得头晕、乏力、心烦，称自己快被治坏了。家属采用暗服药方法后，患者情绪渐好转，未再去拾垃圾，但抱怨多。之后不久就自行停药，总埋怨家人，说他们当自己傻子。到医院复诊后，将治疗方案调整为氟西汀 10mg/d。

近 1 个月请专家会诊，发现患者存在"额叶释放征阳性"，考虑"额颞叶痴呆可能性大"，建议脑 FDG-PET 检查，并建议家属采用行为干预。此次患者丈夫代为复诊，报告患者骂人现象少一些，捡回来的垃圾允许丈夫在其监督下整理，"同意后可以去卖"，她自己不会很好地处理垃圾，拿出去一袋垃圾，回来时还是拿回一大袋。捡回家的垃圾各种各样，例如吃剩的蛋糕、酸奶盒子、烂的东西，等等。家属自行将氟西汀加至 20mg/d。头颅 FDG-PET 检查发现"左侧中额叶近中线、左侧上顶叶和左侧中颞叶葡萄糖代谢轻度减低，右侧壳核代谢轻中度减低"。门诊复诊时临床治疗方案调整为氟西汀 20mg/d，美金刚 10mg/d，并指导家属协同患者对捡回的垃圾进行分类处理。

之后，家属联系区精神病专科医院，计划让患者短时间住院，一方面缓解照护压力，另一方面，家属可以趁患者不在家时清理家里的垃圾。患者住进医院后，没过几天就和工作人员发生冲突。起因是有一次吃饭的时候，吃完了定量的一份饭之后，患者和发饭的工作人员说想再要一份，工作人员不同意，说"你怎么那么能吃啊"，这句话就把患者激怒了，她认为是对自己的侮辱，和工作人员顶撞起来，吵得不可开交，患者甚至动手打工作人员。于是，医院对患者采取了身体约束，患者强烈要求回家。就这样，患者在医院住了不到一个星期就出院回家了。此后医生对该患者进行了家访，发现门口有三个垃圾袋装着不少东西（图 25-1）。推开房门，见到墙边有一排垃圾，如废报纸、蔬菜、塑料袋等物品，

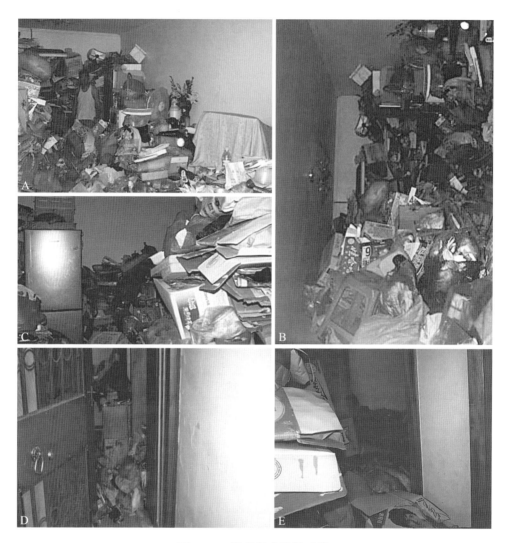

图 25-1 患者家中垃圾成堆

注：A.客厅中的电视机周围全是垃圾，全家人已很多年没办法看电视；B.房间内的垃圾堆得接近房顶；C.冰箱的门已被垃圾挤得无法打开；D.刚进房门，映入眼帘的就是满屋子垃圾，地上只能容下一只脚通过；E.卧室的桌子上也堆满了垃圾。

进门需抬高脚才能迈进去。屋里弥漫的都是垃圾的味道，很难闻。整套房子约一百多平方米，满眼望去都是垃圾，什么都有，有用的、没用的，都堆在一起，没有规律可循。垃圾中间勉强有一只脚可以通过的路，有的屋子需扶着墙小心翼翼地从垃圾上迈过去才能进入。客厅里可以看到一个冰箱，其他地方都是垃圾堆积如山，冰箱的门基本打不开了。卧室的床上也被垃圾占了近一半的地方，睡觉只能蜷着身子，根本没有地方伸腿。医生与患者交谈，患者隐约提到对之前住的医院不满意，对医生家访表示感谢。当医生劝说患者整理垃圾，可以让老伴帮忙，患者表示接受。医生建议家属在家门明显位置写上纸条"不要把垃圾带回家"，以此提示患者，家属表示同意。

否认明确精神障碍和痴呆家族史。但患者大哥 60 多岁以后也有类似捡拾垃圾的表现，捡的垃圾在家里也堆得很高；患者二姐表现也比较怪异，但无捡垃圾的表现。患者病前性格内向，好面子。育 1 子 2 女。

【随访】

2020 年 5 月在社区卫生管理系统得知，患者现年 80 岁，仍居家生活，丈夫照顾，存在一定照护困难，近期申请加入社区公共卫生管理服务系统，接受一定数额的照护补贴，并由社区精防医生随访。

二、案例分析

本例患者主要表现为无节制地捡拾和囤积垃圾，造成居所肮脏污秽，甚至影响周围环境和邻里关系，而患者对此行为缺乏自省力，拒绝他人帮助，不与旁人交往，考虑为第欧根尼综合征（Diogenes syndrome，DS），又名肮脏污秽综合征（squalor syndrome）。

DSM-5 并未将 DS 作为一种独立的疾病单元列出，而将囤积障碍作为独立疾病单元列出。DS 患者囤积废品的现象较明显，但与囤积障碍仍存在一定差别，Khan 曾将 DS 的临床表现与 DSM-5 囤积障碍诊断标准中的临床表现进行了比较（表 25–1）。目前，DS 并无公认的诊断标准，因此，临床诊断往往比较困难，主要基于现象学描述。该病例捡拾的各种垃圾既无经济价值，与其生活也无情感联系，患者本人对重复捡拾垃圾的行为并无明显痛苦体验，否认自己捡垃圾行为造成的不良影响，甚至在因垃圾自燃造成巨大财产损失后仍不能吸取教训。患者首次就诊时临床初步检查未发现显著异常精神行为问题，因而考虑该例 DS 可能性大。

表 25-1　DSM-5 囤积障碍诊断标准与第欧根尼综合征的区别

项目	DSM-5 囤积障碍诊断标准	第欧根尼综合征（肮脏污秽综合征）
行为特征	持续地难以丢弃或放弃物品，不管其实际价值如何	过度异常地杂乱堆放废品，导致生活环境脏乱不堪
与积攒物品之间的联系	这一困难源于感受到对积攒物品的需要及丢弃物品相关的痛苦	与囤积的物品之间无情感联系
对生活空间的影响	难以丢弃物品导致物品堆积，造成生活空间拥挤杂乱，显著影响原定用途。	（与囤积障碍相似）
对社会生活功能的影响	囤积引起具有临床意义的痛苦，或导致社交、职业或其他重要功能方面的损害（包括为自己和他人保持一个安全的环境）	自省力差；本人可能不觉得痛苦；仅在患者周边环境可见到明显的功能损害

　　DS 因希腊哲学家第欧根尼（Diogene de Sinope）而得名，相传第欧根尼居住在一个木桶里，靠路人给的食物生活，总是赤脚、胡子拉碴，模样像个乞丐。DS 患者肮脏污秽状与其类似。1925 年和 1963 年分别有过老年人自我忽视、极度不讲究卫生、肮脏的案例报道，1966 年 MacMillan 和 Shaw 将此类表现定义为一种综合征，时称"老年瓦解综合征（senile breakdown）"。1975 年 Clark 等人将其命名为 DS。有关该综合征的名称也有一些争议，Reifler 认为 DS 这一术语异质性大，甚至包括躯体疾病所引起的行为表现。Reifler 也认为采用 DS 除了能引起人们对这一类综合征的关注，从其表现看，第欧根尼本人刻意夸张的外貌举止与此综合征并无直接关系，因此，建议使用"极度自我忽视"的说法。Snowdon 则认为，"极度"二字不适用于病情尚不十分严重的案例，而且"自我忽视"一词无法反映患者对生活环境的忽视，因而倾向于采用"肮脏污秽综合征"。出于后期大多数文献仍采用 DS，下文也采用 DS 这一术语。

　　目前，缺乏系统的 DS 流行病学数据。个别研究报告，60 岁以上的人群中 DS 的年发生率约为 0.5‰。原发性 DS 较罕见，约 1/2 ~ 2/3 的案例可能与其他精神科障碍共病，例如强迫障碍、抑郁障碍或双相障碍、精神分裂症、人格障碍、酒精滥用、痴呆等，其中，与痴呆的关系似乎更为密切一些。有研究提示，约有 15% ~ 23% 的痴呆患者存在 DS，尤其是行为变异型额颞叶痴呆（bvFTD），大约 36% 的 bvFTD 患者有 DS。

尽管强迫障碍、人格障碍等患者也可能出现囤积行为，但 DS 与其有所不同，例如强迫障碍患者在囤积物品时常伴有明显的焦虑，而且感到很苦恼，而 DS 患者却对自己的积攒行为泰然处之。与人格障碍患者相比，DS 患者的人格会逐渐衰退，最终出现明显的社会退缩。

DS 目前只作为综合征进行诊断，其潜在病因尚不十分明确。系列案例研究发现，在老年期起病的 DS 患者，需高度警惕额颞叶痴呆的可能性，尤其是行为变异型额颞叶痴呆（bvFTD）。2011 年国际组织提出的 Roscovsky 诊断标准，将 bvFTD 分为"可能""很可能"以及"确诊"3 个等级，其中，"可能 bvFTD"的诊断仅依据临床症状，只要具备脱抑制、淡漠 / 懒惰、缺乏同情心、持续 / 强迫行为、口欲增强和执行功能障碍等 6 个临床特征中的任意 3 个即可诊断。这一症状学诊断标准涵盖了 DS 的基本特征——强迫样行为和对个人卫生的忽视。

小样本神经影像学研究提示，额叶功能异常可能与个体的自我意识下降、个人卫生水平减低以及强迫行为等有关。也有研究发现，额叶边缘叶 – 基底节系统的功能异常，尤其是右侧，可能导致个体内驱力释放，从而引发无节制地积攒物品行为。其潜在的心理学机制目前尚不明确。有研究推测，额颞叶功能异常者容易出现 DS 的各种表现，可能有三方面原因：①患者缺乏自省力，对保持个人卫生、维持周遭环境整洁、避免堆积杂物等无动于衷。一旦杂物堆积无序，患者可能缺乏自我意识而不主动扔弃所积攒的物品。②前额叶功能受损，容易出现重复冲动性行为，类似于强迫行为。③FTD 患者可能存在注意过度增强，导致对周围环境中的刺激物过度关注，一旦产生触觉或视觉刺激的过度关注，患者可能就产生去捡拾物品的冲动。

此外，FTD 患者神经心理功能异常也可能加剧 DS 的一些表现，例如淡漠症状可能使患者失去保持清洁的动力；执行功能受损使患者难以完成较复杂的任务，因而在垃圾分类处理方面存在较大困难，从而放弃；患者语义知识受损，体会不到他人的厌恶情绪，因而也就不会主动改正自己的做法。

在本例患者多次复诊过程中，患者家属不断补充信息，尤其是患者可能存在判断能力受损和社会功能严重受损。采用 MMSE 等工具进行认知功能筛查，发现患者认知功能有一定程度下降，此时，考虑患者可能达到痴呆的临床诊断水平。头颅 FDG-PET 脑功能成像提示左侧中额叶近中线、左侧上顶叶和左侧中颞叶葡萄糖代谢轻度减低，右侧壳核代谢轻中度减低，也在一定程度上支持额叶 –

边缘叶 – 基底节系统功能缺损的表现。但临床现象中也有与痴呆诊断不完全一致的表现，如该病例对自己在某医院经历身体约束之事记忆较深刻，在与工作人员交谈时对问题把握得基本准确，能作出一定回应。对此，患者的临床诊断仍值得随访，包括认知功能、行为反应以及社会认知水平。

DS 的治疗有一定难度，尤其是患者否认自己有问题，拒绝帮助。因此，与患者建立良好关系，可能在一定程度上帮助患者接纳外界帮助。由于大多数患者生活在社区，并不主动到医院就诊，在患者对本人或他人无明显伤害风险的情况下，尝试通过社区卫生服务为患者提供个案管理和照护咨询，必要时通过社工协助清扫卫生，可能有一定帮助。基于案例报告的研究提示，大多数药物治疗主要针对患者出现的主要症状，例如利培酮可用于降低冲动性，唑吡坦用于改善睡眠，SSRIs 药物用于缓解囤积行为，丙戊酸钠或喹硫平可用于改善继发的情绪问题等。但药物治疗的效果因人而异，迄今尚无相关临床试验证据。该案例在诊治过程中，曾使用 SSRIs 药物治疗，能在一定程度上减少捡拾垃圾行为。在临床诊断考虑"额颞叶痴呆"后，给予"美金刚"治疗，未见明显不良反应。但该患者对药物治疗依从性不佳，这与其缺乏自省力有关。从社区随访反馈提示，患者家庭照护可能有一定积极作用，值得深入探索。

总之，老年人 DS 异质性较大，迄今尚无明确诊断标准，难以与其他精神障碍加以明确区分。遇到老年 DS 患者，有必要进行全面评价，尤其注意神经心理功能，辨别其是否合并以额叶功能受损为主的疾病，如额颞叶痴呆。但也需谨记，额叶综合征并非 DS 的唯一机制，其他多种精神科疾病也可能与 DS 共存，甚至有一种观点认为，DS 可能是不同精神障碍的最终结局。

参考文献

1. AMANULLAH S, OOMMAN S K, DATTA S S. "Diogenes Syndrome" Revisited[J]. German Journal of Psychiatry, 2009, 12(1): 38-44.

2. American Psychiatric Association. Diagnostic and Statistical Manual of Mental Disorders[M]. 5th ed. Washington, DC: American Psychiatric Publishing, 2013: 247-250.

3. ASSAL F. Diogenes syndrome[M]//BOGOUSSLAVSKY J. Neurologic-Psychiatric Syndromes in Focus. Part Ⅰ – From Neurology to Psychiatry. Basel: Karger, 2018, 41: 90-97.

4. FINNEY C M, MENDEZ M F. Diogenes syndrome in frontotemporal dementia[J]. American Journal of Alzheimer's Disease & Other Dementias, 2017, 32(7): 438-443.

5. IRVINE J D, NWACHUKWU K. Recognizing Diogenes syndrome: a case report[J]. BMC Research Notes, 2014, 7: 276.

6. KHAN S. Diogenes syndrome: A Special manifestation of hoarding disorder[J]. Am J Psychiatry Residents J, 2017, 12(8): 9-11.

7. LEBERT F. Diogene syndrome, a clinical presentation of frontotemporal dementia or not?[J]. Int J Geriatr Psychiatry, 2005, 20(12): 1203-1204.

8. REIFLER B V. Diogenes syndrome: of omelettes and souffles[J]. The Journal of Geriatric Societies, 1996, 44(12): 1484-1485.

9. SNOWDON J. Squalor syndrome[J]. The Journal of American Geriatric Societies, 1997, 45: 1539-1540.

10. SNOWDON J, SHAH A, HALLIDAY G. Severe domestic squalor: a review[J]. International Psychogeriatrics, 2007, 19: 37-51.

第十一章　老年人的性问题

"我离不开他是因为性爱"

于欣

一、案例介绍

L 老师，女性，因"丧偶后交往小男友，屡被对方以各种借口索要财物仍不能中断关系"而被一双儿女陪伴就诊。L 老师已经 63 岁，退休前在一所中学担任地理老师。因为不是主课老师，也不担任班主任，工作并不忙。更令同事们羡慕的是，L 老师的丈夫堪称模范，从家务到育儿全部包揽，有人甚至戏称 L 老师是家里的"老三"，被丈夫呵护备至。

这样的幸福生活在 L 老师退休两年后戛然而止。一向健康的丈夫突然身患重病，3 个月不到就去世了。儿女们起初最担心一直被丈夫宠到天上的 L 老师会精神崩溃。然而 L 老师虽然哀恸，但精神并没有垮下来。事实上，随着时间的推移，L 老师逐渐走出了丧夫之痛，开始重新融入社交生活。她报名参加了社区老年中心的一些活动，在一个摄影学习班上，结识了来教老人摄影的 Z 某。

儿女们是从邻居口中得知母亲发生了"黄昏恋"，并声称自己不是不讲道理，干涉母亲的感情生活，但是当得知母亲的交往对象 Z 某刚刚四十出头的时候，儿女们不免心中打鼓。随后在得知 L 老师取出十万元存款，给 Z 某买了一块手表后，儿女们几乎认定 Z 某就是一个专门针对单身老年妇女下手的骗子。他们动用关系调查了 Z 某的情况，没有发现 Z 某有犯罪前科，相反，Z 某自己名下有注册的公司，也确实是单身状态。但此后的一些情况让儿女们更加不能"淡定"：Z 某开始留宿在 L 老师家，俩人在众邻居面前出双入对，俨然一对夫妻。同时，L 老师咨询旅行社云南旅游项目，准备跟 Z 某一起外出游玩。但是儿女们偶然得知，旅游费用 Z 某都让 L 老师承担，因为这是为了"考验你是否爱我"。

经过儿女们的强力干预，Z 某离开了 L 老师的家，L 老师也口头答应孩子们不再跟 Z 某见面。但是儿女们发现 L 老师仍然经常偷偷外出"幽会"，而且不断花钱给 Z 某买礼物。不到一年，L 老师的亡夫辛苦攒下的几十万元，被 L 老师花了近一半，基本上都用在给 Z 某买礼物、外出吃饭和游玩上。儿女们本不想"家丑外扬"，无奈之下请来了 L 老师的兄姐来规劝。L 老师依然是口头答应，但是事后不久故态复萌，只不过"恋情"搞得更隐蔽而已。

此次来诊，儿女们是想让医生看看，L 老师是不是因为"精神有问题了"才这么固执荒唐。

L 老师是个仪表整洁，举止优雅的老年妇女，眼神明亮，但被儿女簇拥着在精神科医生面前谈自己的恋爱史，显然令她有些窘迫。在医生单独跟 L 老师进行谈话时，L 老师显得略微放松一些。她承认孩子们的担心有些道理，Z 某确实提出让自己花钱旅游，但是手表是自己主动送给 Z 某的。在近一年的交往中，Z 某也给自己买过礼物。她也曾经考虑过，二十多岁的年龄差距会不会让她和 Z 某的交往掺杂了别的因素，甚至有时也怀疑 Z 某是不是贪图自己的钱财。但是这些疑问很快被打消。L 老师觉得自己离不开 Z 某，"哪怕他真的是在骗我，我也愿意跟他在一起"。L 老师承认，离不开 Z 某的一个主要原因，是性爱。L 老师坦言，跟自己丈夫已经差不多十几年没有夫妻生活。但是跟 Z 某交往后，再次体会到了做女人的快乐，而且这种感觉一旦唤起，就深陷其中，难以自拔。除了性爱带来的满足，Z 某对自己的追求，也让 L 老师平添许多自信。

在家属的强烈要求下，L 老师在医院接受了一系列检查，没有发现有情绪问题和认知损害，也没有大脑病变的证据。医生劝 L 老师的子女多关心 L 老师，要慎重判断 Z 某到底是个骗子还是真心要和 L 老师建立亲密关系。L 老师的子女显然对母亲没有精神问题的结论很失望，在无奈离去的时候，L 老师的女儿嘟囔了一句：如果不是精神病，那就是鬼迷心窍了。

二、案例分析

老年人享受性爱究竟是"鬼迷心窍"还是心身健康的标志？这里面最大的尴尬是我们对老年人性活动研究得太少。潘绥铭教授曾为了办一个针对老年人性活动的座谈会，想做一些知识储备，他说道"为了准备这个恳谈会，我上网查找文献；结果在收集最广的'中国知网'的《中国期刊全文库》中，居然仅仅查到4篇文章，其中还有1篇是文学评论！"这一情况并没有改善，从2015年到现在，中国知网里有关老年人性生活的文章零增长。笔者认为这里有两个原因，一是总体来说所有的流行病学调查都是投入大，产出少，科研赞助机构不愿意资助此类研究；二是老年人群体中需要关注的健康问题太多，性生活被看作是最无关痛痒的，不值得研究。

老年人性生活的频率肯定会比自己年轻的时候要少，但是据潘绥铭教授的调查，在2000—2015年的15年间"60岁以上的老年人中，每个月1~3次性生活的比例，从25%上升到39%"。而有趣的是，"在18岁~29岁这个年龄段里，报告上一年没有'性趣'的比例，从2000年到2015年增加了一倍多"。笔者不是性学家也不是社会学家，无法从性学或社会学角度解释为什么15年中老年群体总体上性生活变得活跃了，而年轻人反而变得"性趣"减少。笔者在此只想借助这组统计数字说明，老年人有规律的性生活是一桩十分正常的事，同样，老年人追求和享受性爱，也是再正常不过的。

诚然，性欲的旺盛程度和性生活的频率会有很大的个体差异。进入老年期突然增加的"性趣"确实有可能是疾病导致的，一些神经精神障碍如癫痫、脑卒中、双相障碍的躁狂或轻躁狂发作、痴呆以及老年期精神病都有可能出现性欲亢进症状。罕见情况下，在老年期抑郁症患者中，也会见到性索求增加，推测患者可能想利用性生活缓解痛苦情绪，或以此来证明自己"道德败坏"而应该接受惩罚。但也有相当部分的健康老年人，特别是女性，到了老年期才发现性给自己带来的生理上和心理上的双重快感。

中国的女性在性方面一直处于被动和抑制的地位。本例患者所代表的这一代老年人从小就被教育"性是不道德的""性是肮脏的"，性生活的主要目的就是生育和尽到做妻子的义务。而在绝经期后，女性的生殖系统的变化也比男性更为剧烈：雌激素水平大幅度降低、骨盆的血液供应减少、阴道变短变窄、泌尿生殖组织萎缩和润滑度变差、阴蒂和乳头对性刺激变得不敏感。这些都可能造成老年妇女对性的排斥。然而，这些生理变化，如果遇到一个有经验的性爱伴侣，通过更温柔和更持久的爱抚刺激和人工的润滑，都不会成为成功性生活的障碍。而老年女性最应该克服的，其实是自己的心理障碍：对性爱的羞耻感，和对自己享受性爱的不自信。

尽管以性问题作为第一主诉，就诊于老年精神科的案例相对罕见，但是作为老年期常见神经精神障碍的伴随问题，性生活的频率和质量也依然值得老年精神科医生关注。比起学习老年人相关性知识，端正我们对老年人的性生活的观念可能更为重要——老年人有权利追求性爱，满意的性生活是维护老年人心身健康的要素之一。

参考文献

中国老年人性生活真相. （2018-12-04）［2020-07-01］. https://news.ifeng.com/c/7iLvbwsQWYq.

第十二章　老年期的丧亲

案例 27　居丧反应还是抑郁症？

于欣

一、案例介绍

P女士，78岁，退休医生。由在国外定居的女儿陪伴来诊。女儿坚持让P女士来精神科就诊的理由是：父亲过世三个多月，母亲始终走不出哀痛，个人生活变得"一塌糊涂"。

三个多月前，P女士的丈夫，也是一位退休医生，因病去世。女儿专程从国外回来，协助P女士料理后事。母女相处的一周多时间里，女儿觉得母亲的情绪"还好"，处理相关事宜脑子清楚，接待亲朋同事也还算得体。女儿本打算接母亲一同出国生活，但P女士坚称还有许多事情没有料理，并一再表示自己一个人生活没有问题。由于请假期限已到，女儿只能拜托亲戚多加留意，只身出国。此后母女只能通过电话联系。起初，女儿感觉电话中母亲的精神状态还不错，甚至提到打算整理丈夫的著作，撰写回忆录等。但随后每次通话中P女士讲话越来越少，有时仅仅敷衍几句就挂了电话。女儿无奈只能请亲戚登门看望，亲戚回报的信息令女儿十分不安，随即回国。这次她见到的情况令人揪心：家中凌乱不堪，父亲的遗物如相片、衣服摆放得到处都是，母亲蓬头垢面，全无昔日风采，而且比数月前明显消瘦。询问下女儿得知，这两个多月P女士几乎是把自己封闭在家中，每天所做的就是反复端详丈夫的照片，抚摸丈夫穿过的衣物，以泪洗面，饮食极不规律，有时一天仅以数块饼干充饥。见了女儿，并没什么情绪反应，仅仅在嘴里嘟囔"我希望你爸爸快一点把我带走"。

P女士与丈夫是大学同学，工作后又是同一家医院的同事。P女士业务上是尖子，但生活上完全依赖丈夫，从育儿到持家，都是丈夫一手打理，用女儿的话说就是"我妈妈连水电费都不知道怎么交"。退休后，P 女士返聘出门诊，每次都是丈夫接送，在医院内被誉为"神仙眷侣"。这次丈夫从确诊到过世，总共不到半年时间。P 女士一方面自责平素对丈夫健康状况关心不够，另一方面完全不能适应丈夫离去后的生活。她自己陈述"睁开眼睛看见的是他的东西，闭上眼睛看见的是他的模样"。每每夜里醒来，习惯性地摸向身旁，期望能抓住丈夫的手臂。茶饭不思，生活无趣，尤其不愿意出门，最怕熟人问起自己的情况，只要一说起丈夫，眼泪就会不自主地流下来。丈夫刚刚过世时，尚能坚持，心里抱着一丝侥幸，觉得自己可以挺过来。不承想随着时间推移，却越来越难以自拔，陷入对丈夫无边无际的怀念当中。现在根本不能想象自己今后能够一个人生活，常常冒出来"赶紧死掉"的念头。

P 女士在精神科医生同行面前，还是保持了比较得体的风度。仪表也算齐整。但是一说起丈夫去世对自己造成的心理影响，P 女士再也不能强作矜持，称自己作为一名医生，认可丈夫的医疗过程几乎是无懈可击，丈夫走的时候也不痛苦，但是仍然有强烈的内疚感和生无可恋的体验。同时也存在食欲下降、入睡困难和明显的精力减退。尽管 P 女士一再否认自己有具体的自杀计划，但是言谈话语中常常流露出"最好一觉睡下再也醒不过来"。

医生判断 P 女士尽管没有抑郁症病史，且处于居丧期，但目前临床表现仍然提示有突出的抑郁症状，经协商后，P 女士同意接受米氮平治疗。半个月后复诊，P 女士自诉睡眠和食欲有所改善，情绪稍微稳定一些，但是仍然常常处于对丈夫的思念和哀伤当中。女儿补充 P 女士白天常常拿着老伴的遗像端详，边看边流泪，开口闭口总离不开对丈夫的回忆，很难转移话题。医生建议重新布置家居环境，将遗物收起。P 女士勉强接受，也同意在女儿出国后暂时由亲戚来家陪伴和照料。随后半年内，P 女士每个月在亲戚陪同下定期来诊，总体情况还算稳定，每日可以看看电视，在陪同下也可以外出散步，体重有所恢复，跟医生交流时称自己"好多了，不怎么流泪了"，但是不排除在亲戚面前"强撑面子"的可能。

女儿最终决定接 P 女士去国外一起生活，一方面便于照料，另一方面也想看看完全脱离了既往熟悉的环境，是否能有助于 P 女士康复。期间女儿曾发信给医生，述当地的家庭医生曾经试图换用西酞普兰，但因胃肠道反应而停用。继续服用米氮平 30mg 治疗。大约一年半后，女儿带 P 女士回国办事，再次来诊。除了身体显得衰弱，行走困难以外，P 女士总的情况变化不大。承认出国这一年多来，思念丈夫的心绪减少多了，但是因为活动受限，而住处又比较偏远，所以除了女儿在休息日带患者外出进餐、购物、游览，基本上与外界没有什么交流。对女儿的依赖心重，有时明知道可能会干扰女儿的工作，仍禁不住每日给女儿打几个电话，"就是听听女儿的声音也觉得安心"。进食和睡眠都还好，记忆力减退，尤其是刚发生的事不容易记住。

二、案例分析

丧亲是老年群体中一个无法回避的问题。对于已婚的老年人，丧失配偶，是最常见的一种丧亲。随着年龄的增长，丧亲的概率也在增加。丧亲不可避免地会带来精神痛苦和各种心理生理症状。但是，作为一种文化上"可以接受的"心理反应，在各种精神障碍的分类体系中，均未将居丧反应（bereavement）作为正式的精神科诊断类别。仅在 DSM-Ⅳ-R 中"可能需要引起临床关注的其他状况"的"相关问题"一节中，采用 V62.82 编码，描述了居丧反应，即本类别可以在对失去所爱的人出现的反应需要引起临床关注时采用。

居丧反应的核心是哀伤情绪（grief）。哀伤情绪并非人类所独有。动物学家早就观察到在不同物种的动物中存在悼亡行为。但是似乎只有人类，通过情景记忆与情绪反应的连接，会大大延长悼亡期，同时也会因某些特殊刺激诱发哀伤情绪如：睹物思人、每逢佳节倍思亲、夜来幽梦忽还乡，等等。

居丧是否会诱发抑郁症？可能。但丧亲很可能是老年期导致抑郁发作的众多因素中的一个推手。这里需要特别提醒的是，我们如果参照一般常识，来推断丧亲对幸存者的情绪影响，不一定可行。我们可能会认为，丧亲如果发生在慢性病恶化或既往夫妻感情不佳的情况下，发生抑郁的概率，会比那些急病死亡或伉俪情深者要低。笔者在临床实践中，就见证过这样的例子：一个老年女性，在偏瘫十年，痴呆五年的丈夫去世后，出现了抑郁发作，患者自诉"别人都劝我，我自己也曾经这么劝过自己，老伴走了对谁都是个解脱。可我就觉得少了点什么。以前就是他不会说话，我也觉得家里有个人在陪着我，现在这个人不在了"。DSM-Ⅳ-R 给出了可以让医生有理由怀疑并非单纯的居丧反应，而可能是抑郁发作的若干证据，包括：①内疚的事情与亲人死亡时"未亡人"做了或未做的工作无关；②死的想法，而不是"未亡人"感到最好死去或者本应与死者一道死去；③病态地一心想着自己无用；④明显的精神运动性迟缓；⑤长期有明显的功能损害；⑥幻觉体验，而不是想自己听到死者的声音或一过性地看到死者的形象。

但是在提醒医生应该警惕居丧期的老年人易于罹患抑郁症的同时，DSM-Ⅳ-R又滑稽地设立了一个时间段限制：两个月。只有在居丧反应超过两个月之后，才可以诊断抑郁发作。据报道这"两个月"的限定是来自心理学家对悼亡周期的研究，即按照一般情况，经过两个月左右的悼亡阶段，大多数人都会走出悲伤情绪，回归正常的生活轨迹。且不说悼亡周期有着显著的文化差异（孔子曰"夫三年之丧，天下之通丧也"），即使个体之间，悼亡的过程也千差万别。

因此，DSM-5对抑郁症的诊断标准中，取消了这个"两个月"的关卡。同时以脚注的方式，列出了居丧反应与抑郁发作在症状学上的不同。哀伤的主要表现是空虚和失去的感受，而重性抑郁发作（MDE）是持续的抑郁心境和无力预见幸福或快乐，这样的考虑对于鉴别MDE和哀伤是有用的。哀伤中的不快乐可能随着天数或周数的增加而减弱，并且呈波浪式出现，所谓是一阵阵的哀伤。这种波浪式的哀伤往往与想起逝者或提示逝者有关。MDE的抑郁情绪更加持久，并且不与这些特定的想法或担忧相关联。哀伤的痛苦可能伴随着正性的情绪或幽默，而以广泛的不快乐和不幸为特点的MDE则不是这样的。与哀伤相关的思考内容通常以关于思念逝者和回忆逝者为主，而不是在MDE中所见的自责或悲观的反刍性思维。哀伤中通常保留了自尊，然而在MDE中，毫无价值感或自我憎恨的感觉则是常见的。如果哀伤中存在自我贬低性思维，通常涉及意识到对不起逝者（例如，没有足够频繁地探望，没有告诉逝者对他或她的爱有多深）。如果痛失亲人的个体想"死"或"死去"的事，这种想法通常聚焦于逝者和为了跟逝者"在一起而死"；然而在MDE中，这种想法则聚焦于因为自认毫无价值，不配活着，或无力应对抑郁的痛苦而想结束自己的生命。

尽管DSM-Ⅳ-R和DSM-5都试图从精神病理学层面区分哀伤与抑郁，临床实践中这两者的区分实际上是非常困难的。就从P女士这个案例来说，要想分清楚哪些是哀伤反应，哪些是抑郁症状，恐怕并不容易。笔者个人的意见是，与其从现象学层面对患者的精神行为表现去"刨根问底"，不如把关注点放在患者的躯体健康水平和生活与社会功能状况上。P女士的睡眠质量下降、食欲减退、体重减低、自我忽视与回避社交，已经严重损害了她的生活质量，提示我们紧急的医学干预是必要的。

没有证据显示抗抑郁剂对普通的居丧反应有疗效。但是对于合并抑郁症状的居丧反应，抗抑郁剂的疗效是肯定的。一些对症治疗措施，如改善睡眠、提高食欲、控制焦虑发作，也可缓解居丧反应的严重程度。至于心理治疗，普遍推荐人际间心理治疗（interpersonal psychotherapy）作为老年人伴有抑郁情绪的居丧反应的治疗方法。当然，也有人尝试解释性与支持性心理治疗，或认知与动力相整合的心理治疗。心理治疗会对抑郁情绪和哀伤体验有帮助，但是居丧的老年人常常会出现意志消沉（demoralization）和失去生活的意义感，如何采用心理学手段进行干预，仍然值得讨论。

最近发表在美国老年精神病学杂志（*Am J Geriatr Psychiatry*）的一篇文章，探讨了迁延性居丧反应（prolonged grief）对中老年人认知功能的影响，在长达七年的随访时间里，迁延性居丧反应的患者有更为显著的认知功能下降。这也提示我们今后应该对 P 女士的认知功能水平给予更多关注。当然，所谓迁延性居丧反应或复杂性居丧反应（complicated bereavement），各个研究团队提出的定义不同，最终没有进入大家认可诊断标准，这也说明老年人中的哀伤虽然是一个常见的情绪反应，但我们对其仍然知之甚少，在干预手段的探索上几乎可以说是空白。

参考文献

1. American Psychiatric Association. Diagnostic and Statistical Manual of Mental Disorders (DSM-5)[M]. 5th ed. Washington, DC: American Psychiatric Publishing, 2013.

2. American Psychiatric Association. Diagnostic and Statistical Manual of Mental Disorders[M]. 4th ed, Text Revision. Washington, DC: American Psychiatric Association, 2000.

3. PÉREZ H C S, IKRAM M A, DIREK N, et al. Prolonged Grief and Cognitive Decline: A Prospective Population-Based Study in Middle-Aged and Older Persons[J]. The American journal of geriatric psychiatry, 2018, 26(4): 451-460.

第十三章 精神科的会诊联络服务

案例 28 老年肿瘤科患者的精神科干预

何毅

一、案例介绍

T女士，67岁，退休高级工程师。在丈夫陪伴下来诊。乳腺肿瘤科医生转诊理由是：患者焦虑、情绪低，影响到目前的肿瘤治疗。

患者2年前（退休2个月后）发现左乳腺肿块，至肿瘤专科医院乳腺门诊检查，医生说为乳腺结节，没什么问题，定期复查即可。2个月后再次复查确诊为左乳癌（病理：乳腺浸润性导管癌），术前阿那曲唑治疗（1mg/d），12个月后行保乳手术，术后行5次放疗并开始他莫昔芬治疗（10mg 每日2次）。术后患者主动参与社区老年舞蹈团，认为锻炼身体、保持社交也可以减轻对于癌症的恐惧。之后的日子，除了在复查前后患者会感到有些紧张、担心之外，均能保持较好的状态。2个月前在一次区里组织的舞蹈比赛中跳错了一个动作后（集体舞，别人并没有发现），患者出现自责，心慌，失眠，认为自己的失误导致了整个团队没有获奖，队友的反复安抚及劝说均无效，反而更加加剧了患者认为是自己的责任，不愿继续参加团队的活动，反复诉说这是自己一辈子最丢脸的事情。逐渐封闭在家中不愿外出，日常熟练的家务活也接二连三出错，如裁剪衣物时将衣物毁坏，自责自弃，认为自己没有用了，什么都做不好。与此同时，由于失眠、心慌、食欲下降，患者开始担心这些因素会导致癌症的复发和转移，特别是出现头痛、胃部不适等躯体症状时，患者更加担心，并不断地去医院检查以消除自己对于癌症的担心。同时患者也明白自己在做的事情毫无意义，这种担心—就诊与检查—埋怨自己的反复循环，让患者感到挫败，并不断地质疑自己"我这样一个当年单位唯一的女高级工程师，怎么就变成了现在这个样子！连社区舞蹈队中那些没什么文化的队友都不如"。也会经常向丈夫抱怨"你觉得像我现在这样的生活还有什么意思！""人这一辈子究竟有什么意义！""要是癌症进展为晚期的话，我就不治了！""刚发现肿块的时候医生就说没事，可是不到 2 个月就确诊为癌症了！这次检查是不是也没有查出来呀！""肿瘤科医生根本不给我时间诉说我的担忧，就会说没事，继续定期复查！"

T 女士是丁克家庭，工作业绩突出，作为单位的高级工程师一直被返聘至 65 岁才正式退休，此后仍经常作为专家审查项目。同时工作期间也是单位的文艺骨干，多次代表单位参加舞蹈比赛，为单位获得多项荣誉。丈夫性格内向，但为人踏实，对患者照顾有加。但由于不善言辞，总被抱怨没有给患者带来心理上的支持与沟通。"我甚至想发脾气都没有人可以发！""每每到这个时候我也特别地失落！"

医生判断 T 女士作为恶性肿瘤幸存者，有着幸存者普遍存在的恐惧癌症复发心理，面临回归日常生活的各种挑战。在此基础之上，T 女士在"癌症患者"与"正常人"的身份标签转换过程中，舞蹈比赛失误成为一个诱发因素，T 女士出现自责自弃，失眠、躯体不适等症状，由此陷入担心—就诊与检查—埋怨自己的反复循环之中，并发展为明显的焦虑抑郁情绪，同时也缺少来自家庭和肿瘤科医生的支持。与 T 女士协商开展药物＋心理干预联合治疗，药物使用艾司西酞普兰（5mg/d）＋睡眠药物，心理治疗采取目前肿瘤心理领域较为成熟的"癌症症状管理与生命意义（Managing Cancer And Living Meaningfully，CALM）"治疗方法。

治疗后睡眠很快得到改善，社交退缩、失落感、生活无意义感在大约 1 个月后开始有所改善，其间心理治疗师帮助 T 女士梳理舞蹈失误前后的完整心理发展过程，反馈并探讨潜在的认知偏差。

3 个月的时候，在治疗师的鼓励下患者重新走出家门返回舞蹈队，可以跟随排练，但是对于登台演出仍有心理压力。T 女士返回舞蹈队还有一个因素是认为参加集体活动可以减少害怕癌症复发的想法，这是有利于自己的一面。但是同时在活动中还是会觉得有队友有意无意地提起自己的失误。此外，T 女士在面对自己的躯体症状时还是会表现出过分的担心，如出现咳嗽，就一直担心是否是转移到肺部，反复上网查询相关信息。也多次找专科医生就诊，在所做检查均显示正常的情况下仍会担心，睡眠也会出现波动，会再次出现担心—失眠—更加担心的循环。

经过 6 个月的治疗，T 女士有了明显改善，基本恢复至正常的水平，特别是表现在对于癌症复发的担心方面。T 女士的咳嗽症状一直持续，服用相关呼吸科药物未见明显改善，但是 T 女士对此并没有如之前那样担心，特别是最近的胸部 CT 检查发现左肺新出现结节时（影像科专家会诊考虑良性结节，建议每年复查 1 次），T 女士也未表现出过分恐惧，睡眠状况也没有明显的波动，能够按照肿瘤科医生的安排进一步检查。此外，T 女士的社会功能也进一步得到改善，在与治疗师的沟通下 T 女士决定参加一次单位安排的项目审查，在此之前 T 女士都是拒绝参加的，T 女士反馈虽然感到在进行审查工作时的能力较前下降，较前花费了更多的时间才能完成，但最后还是顺利地完成了任务。

整个治疗期间艾司西酞普兰一直维持在 5mg/d，期间患者曾有数次减药和停药的念头，并有 2 天患者自行停药，但及时告知了医师和治疗师，保证了服药依从性。

二、案例分析

恶性肿瘤患者的心理社会问题涉及躯体、情绪、心理、精神、实际问题、临终问题等多个层面。痛苦程度也轻重不一，大部分患者均会经历"震惊与否认，愤怒，讨价还价，抑郁，接受"这五个心理阶段，特别是在诊断、复发进展、进入安宁疗护这三个时间节点时。重者可表现为精神障碍，如抑郁、焦虑、惊恐发作、社会孤立感以及生存和灵性危机。

随着肿瘤临床早期筛查、早期治疗的进展，癌症患者生存期不断增长，随之出现癌症幸存者这一特殊群体，他们处于传统意义上的癌症患者与健康人群之间。一方面他们的肿瘤已经得到有效的控制，逐步回归社会与家庭，过上正常人的生活；另一方面癌症这个标签仍会时常出现在他们面前，定期复查也联系着他们和肿瘤科医生，躯体症状也会时不时拉响复发或转移的警报。

一些患者在癌症积极治疗期间未出现过度的情绪心理问题，相反，在结束治疗成为幸存者后却逐渐出现了。"之前每周都得去医院 2～3 次，不是做检查就是做治疗，之后就是医生的评效（肿瘤改善，进展，无变化），接着再检查再治疗，让我都没时间想别的事，因为总能见到医生，心里还是比较踏实的！可是现在治疗结束了，只要定期复查了，复查间隔也越来越长，从 3 个月到 6 个月再到 1 年复查一次，各种担心，各种念头就慢慢出现了！这样不治疗只随访真的可以吗？我的病可是癌症呀！""刚开始治疗那会，老伴还能跑前跑后，陪着我，照顾我！可是现在又恢复到原来的那种状态了，家务活又不做了，也不像之前那样关心我了！就像忘了我还是个癌症患者呀！""虽然医生说没事了！可是谁知道呢！说不好哪天就又出现了！我还能对未来抱有什么希望呢！死亡这个之前比较模糊的概念现在变得越来越清晰现实！""我也想回到之前的社交生活！可是好像回不去了，特别是那种对于我作为癌症患者的同情式的关心和慰问！我接受不了那种同情！更让我受不了的是之前那些与我有过节的人，我感到他们一定会在背后嘲笑我得了这个病！"

在此基础之上，老年癌症幸存者则可能混杂更多的危险因素。他们的躯体症状更多，功能下降影响到他们与医生的沟通，与亲人的关系变得更为复杂，对生命末期相关话题也更为敏感。

对于癌症幸存者，目前更加强调是"全人"照顾，即身体-心理-社会-灵性的全面照顾，国际上较为成熟的治疗模式为CALM心理治疗，包含3~6次治疗，每次45~60分钟，可根据临床需求增加两次额外治疗，总疗程为6个月。

CALM治疗是加拿大Gary Rodin教授针对晚期癌症患者建立的一种新的个体心理治疗模式。致力于解决癌症患者的抑郁和死亡焦虑，增进医患联系，提升生命意义和希望。治疗理论根植于许多的传统学术理论，其中主要包括关系理论（relational theory）、依恋理论（attachment theory）、存在主义心理治疗（existential psychotherapy）等。同时也借鉴目前在肿瘤临床具有循证依据的心理干预方式，其中有支持性表达性治疗（supportive-expressive therapy）、寻求意义心理治疗（meaning-centered psychotherapy）、尊严治疗（dignity therapy）等。

CALM治疗内容涉及四个领域：①处理肿瘤相关症状（如疼痛、恶心呕吐、疲乏、失眠等），加强与肿瘤科医生沟通（如探讨医患沟通中的困难点，提升患者与医生的沟通技巧）本案例中，处理"躯体症状—焦虑—失眠—担心失眠导致癌症复发"这一系列症状群是最早需要解决的，让患者感到舒适，症状得到缓解，帮助患者寻找这些症状潜藏的意义是接下来治疗的基础。其次，处理好患者与肿瘤科医生之间的沟通，由于肿瘤科医生多关注于患者的肿瘤本身，往往忽视患者的感受、情绪、疑问。本例患者的主治医生门诊量巨大，几乎没有时间回应患者疑虑与担忧，此时治疗师同理地倾听，承接个案对肿瘤科医生的抱怨情绪，治疗师尽其所能维持平衡的观点，随时作为患者与医生之间的发言者或是调解者。②自我变化和与亲人间关系的变化，调整自我以与肿瘤带来的改变保持一致，同时也调整自我与家属之间的关系，给患者提供需要的照顾和支持。在本例中帮助患者澄清自我变化，包括发现乳腺癌前后、治疗前后、舞蹈比赛失误前后、恐惧癌症复发前后等。与患者谈及夫妻关系的变化，以及探讨患癌后的不安全感会让患者寻求重要关系的支持以及希望对方改变的心理。③灵性健康或寻找生命的意义和目的，帮助患者理解个体痛苦。本例患者在治疗中数次提及"我也知道要回归正常生活，但是一想到自己是癌症患者，总会觉得无意义！本来参加舞蹈队还能发挥一些作用，现在净添乱了！"治疗师同理地探索患者的精神信念及生命意义，支持并鼓励其寻找新的意义和价值感，帮助患者发挥使用电脑办公软件的才能，参与舞蹈队的管理工作，实现自己新的价值。④死亡相关话题（未来、希望和死亡）。本例患者尽管不是晚期患者，但是治疗中也经常流露出关于死亡相关的话题，"我要是晚期了，我肯定就不治疗了！""我要是肺上也有了，最后会不会上不来气活活憋死呀！"对于患者流露出的死亡话题，治疗师与其一同探索对死亡的态度、心存的盼望，支持并鼓舞患者认识预期的恐惧、焦虑，面对死亡，以缓解死亡焦虑。

关于该人群的药物治疗方面，由于缺乏相关的临床研究，目前主要借鉴于一般的焦虑抑郁治疗指南，由于本例患者正在接受内分泌治疗（他莫昔芬），目前关于 SSRIs 抗抑郁药对他莫昔芬疗效的影响研究结果不一致，因此，选择对此影响最小的艾司西酞普兰，并且使用小剂量。

老年恶性肿瘤生存者尽管目前得到的关注越来越多，但对这一人群的照护尚有很多工作要做，期待更多的研究与临床实践进展。

参考文献

1. MILLER K D, NOGUEIRA L, MARIOTTO A B, et al. Cancer treatment and survivorship statistics, 2019[J]. CA A Cancer Journal for Clinicians, 2019, 69(5): 363-385.

2. RODIN G G, LO C, RYDALL A, et al. Managing Cancer and Living Meaningfully (CALM): A Randomized Controlled Trial of a Psychological Intervention for Patients With Advanced Cancer[J]. Journal of Clinical Oncology, 2018, 36(23): 2422-2432.

第十四章 老年精神科治疗中需要关注的问题

案例29 老年患者的迟发性运动障碍

于欣

一、案例介绍

D先生，67岁，汉族，北京人，小学文化，目前已退休。因情绪问题接受精神药物治疗后出现面部和肢体的不自主运动3个月就诊。

精神障碍家族史阴性。既往史：2001年发现高血压病、冠心病，近期规律口服阿司匹林肠溶片100mg/d、酒石酸美托洛尔片50mg/d治疗，血压监测正常，否认近期胸闷胸痛、呼吸困难等表现。2017年底因胃贲门癌行胃大部切除术，具体不详。否认食物、药物过敏史。个人史：出生于北京，生长发育如同龄人。胞2行1。适龄上学，小学毕业后自主创业。以买卖玉石等为生，擅长经营，顺利退休。25岁结婚，婚后夫妻关系紧张，育1子1女，子女及配偶体健。病前性格急躁、霸道、强势。无特殊兴趣爱好。吸烟30余年，每日20支。饮酒史数十年，多为社交性饮酒，否认大量酗酒史。否认其他精神活性物质滥用史。

D先生于2013年首次发病。当时他不顾全家人反对执意与一名中年女子相恋，儿子以断绝父子关系为要挟，逼迫患者与婚外恋对象分手。分手半年后D先生逐渐出现情绪低落，高兴不起来，终日唉声叹气，感到心里压抑；对什么事情都缺乏兴趣；话变少，不愿外出，不想参加朋友聚会；白天乏力，伴胸闷、出汗、坐立不安；睡眠差，入睡困难，夜里胡思乱想，严重时连续几天无法入睡；食欲差，进食量减少，食不知味。曾就诊于北京多家医院的精神科门诊，先后予佐匹克隆片、氯硝西泮片、扎来普隆片等镇静催眠药物治疗，具体用量不详。开始时基本能遵医嘱，以单药治疗为主，服药效果可。几个月后自觉效果变差，再次出现入睡困难及早醒，自行加大药物剂量，最多每晚同时服用上述 3 种药物，睡眠仍时好时坏，白天情绪偏低沉，做事兴趣低下，精力不足。2016 年在北京某中医院就诊，加用奥氮平片 5mg/d。服药后睡眠有所改善，但服药 2 个多月后渐渐出现坐立不安、双手轻微震颤的表现。期间曾在医生指导下口服苯海索片 2 ~ 4mg/d 治疗，症状无明显改善，情绪更加焦虑。

2017 年 8 月病情加重，躯干不自主扭动、舔嘴唇、挤眉弄眼，白天症状严重，会不停地来回走动，不能维持长时间的站立或坐姿，并伴出汗。因此患者十分痛苦，严重时难以忍受，出现过自杀念头，但未采取行动。于 2017 年 11 月首次住院治疗。

【躯体及神经系统检查】

检查欠合作，难以安静，可见舌头、肩膀、躯干节律性重复地不自主运动，肌张力、肌力检查欠满意，双侧巴宾斯基征阴性。心肺腹部检查未见明显阳性体征。

【精神检查】

意识清晰，定向力完整，接触被动，有问能答，对答切题。语音偏低、语速偏慢，语量适中。可查及抑郁综合征体验，承认失眠是主要问题，患者自诉近几年来反复失眠，严重时整夜无眠，服用多种安眠药效果欠佳，期间大部分时间心情差，高兴不起来，做事缺乏兴趣，体力不如之前，消瘦。可查及药物依赖综合征，包括药物耐受性增加及戒断反应。自诉近几年不停增加药量，每过一段时间服用相同的剂量就不起效了，减药手抖得厉害、烦躁。否认觅药行为。自诉无法控制身体的运动非常痛苦。目前暂未见冲动、自伤言行。自知力部分存在。

【辅助检查】

血、尿、便常规正常，生化、甲状腺功能大致正常。乙肝、丙肝、梅毒、HIV 相关检测阴性。X 线胸片示两肺及心膈未见异常，脊柱侧弯畸形。心电图示窦性心律，Ⅰ度房室传导阻滞，异常心电图。脑电图示边缘状态。整夜睡眠呼吸监测报告提示睡眠潜伏期延长，睡眠连续性差，睡眠结构欠合理，睡眠效率低。

【诊断】

1. 中度抑郁发作
2. 迟发性运动障碍（TD）
3. 多种药物和其他精神活性物质依赖综合征

【治疗经过】

入院后减停奥氮平，换用异丙嗪日高量150mg，联合银杏叶提取物70mg/d静脉输液以改善TD；予米氮平片日高量30mg以改善情绪；逐步减停其他镇静催眠类药物，逐渐换成氯硝西泮片日高量2mg替代治疗，加佐匹克隆片日高量7.5mg改善睡眠。住院6周后，患者病情好转出院。出院时舌头、肩膀、躯干不自主运动略有减轻。情绪明显好转，体力较前恢复，能散步和参加简单的活动。

出院后坚持口服异丙嗪150mg/d、米氮平片30mg/d、氯硝西泮片2mg/d、佐匹克隆片7.5mg/d治疗，不久后出现口干表现。自行将异丙嗪片减量为100mg/d，余药物不变。减药后躯干的不自主运动较前明显，伴流涎、出汗、忽冷忽热、坐立不安等表现，睡眠时症状消失，情绪焦虑时症状加重。于2018年初以"迟发性运动障碍；中度抑郁发作；多种药物和其他活性物质依赖综合征"第2次住院治疗。入院后先继续院外治疗方案，见病情逐步好转，治疗方案一直不变，直到1个月后好转出院。出院时反复舔唇、耸肩、躯干扭动等表现有所减轻。情绪总体平稳。

二、案例分析

迟发性运动障碍是一组在接受精神药物治疗数月后（一般认为是6个月），出现的锥体外系症状群。与急性锥体外系症状相对应，迟发性运动障碍包括：迟发性多动、迟发性肌张力障碍、迟发性静坐不能，以及比较少见的迟发性肌阵挛等。一般认为，老年、女性、有大脑慢性病变是易感因素，另外，心境障碍也可增加罹患迟发性运动障碍的风险。

导致出现迟发性运动障碍的精神药物绝大多数是抗精神病药物，特别是第一代抗精神病药物，但是其他精神药物，包括抗抑郁剂或抗帕金森药物，也有诱发风险。目前对于迟发性运动障碍的发病机制仍然不清。

老年人群中，迟发性多动（tardive dyskinesia，TD）最为常见，多侵犯头面部的小肌肉群，以口－舌－颊为主，表现为咀嚼、吐舌、鼓腮、舔唇等动作，这些表现常常容易被患者本人或家属解释为口干、假牙不合适等忽略，有时候起病很久才会以此为主诉就诊。TD 也会累及眼周肌肉，出现"挤眉弄眼"等比较夸张的表情动作。

迟发性肌张力障碍也可见于老年患者。在急性发作形式中，比较常见的是痉挛性斜颈、角弓反张，也有表现为双眼上翻的"动眼危象"。迟发性肌张力障碍多累及大肌肉群，由于伸肌和屈肌交替出现肌肉强烈收缩，患者多表现为"扭转痉挛"：行走姿势怪异，或在坐位和卧位时，不停地不自主扭动身体。

迟发性运动障碍的首要的治疗原则是停用抗精神病药物。如果实在无法停用（比如患者有较明显的幻觉妄想并对行为产生了影响），也应替换成第二代抗精神病药物（如氯氮平、奥氮平、喹硫平）。在停药之初，迟发性运动障碍的症状多会加重，但是数周乃至数月后会逐渐好转。美国 FDA 批准了两个药物 valbenazine（丁苯那嗪）和 deutetrabenazine（缬苯那嗪）治疗迟发性运动障碍，两者都是囊泡单胺转运蛋白 2（VMAT2）的抑制剂。前者已在国内上市。

与急性肌张力障碍一样，迟发性肌张力障碍也应首选抗胆碱能药物治疗。而 TD 目前国内并无一线推荐药物，但是一般不建议使用抗胆碱能药物，因为会加重多动症状。然而。临床上同时存在小肌群多动和大肌群肌张力增高的迟发性运动障碍并非少见，本例患者就是两者兼有。这无疑给我们制定治疗方案增加了难度。有限的证据提示作用于多巴胺系统的金刚烷胺、作用于 γ- 氨基丁酸（GABA）的丙戊酸盐和氯硝西泮可能对 TD 有效，主要来自我国的研究显示银杏叶提取物可能对 TD 治疗有帮助。为了谨慎起见，同时有肌张力增高和多动症状的患者，应尽量避免使用抗胆碱能药物。

在 D 先生的治疗中，临床医生先采取了停用奥氮平，这是一个十分正确的决策。在抑郁症的治疗中，如今加用小剂量抗精神病药物已很常见：睡眠不好加，严重焦虑加，抗抑郁药物疗效不好加，等等。此外，氟哌噻吨美利曲辛片这样的复合药物在综合医院非精神科的普遍使用，都造成了老年患者出现迟发性运动障碍的风险与日俱增。D 先生的案例也进一步提示我们，治疗迟发性运动障碍是一个长期和艰巨的任务，对于老年患者这样的特殊群体，预防为主应该是最佳策略。

参考文献

1. PANDEY S. Orofacial Dyskinesia in Elderly[J]. Movement Disorders Clinical Practice, 2015, 2(4): 442.

2. ESTEVEZ-FRAGA C, ZEUN P, LÓPEZ-SENDÓN MORENO J L. Current Methods for the Treatment and Prevention of Drug-Induced Parkinsonism and Tardive Dyskinesia in the Elderly[J]. Drugs & Aging, 2018, 35: 959-971.

3. MASAND P S. Side effects of antipsychotics in the elderly[J]. The Journal of Clinical Psychiatry, 2000, 61(Suppl 8): 43-51.

案例30 5- 羟色胺综合征还是恶性综合征？

蒲城城

一、案例介绍

L 先生，69 岁，汉族，河南人，退休工人。因"情绪低落 8 个月，伴言行紊乱 2 个月"入院。

精神障碍家族史阴性。既往糖尿病 10 余年，二甲双胍 0.5g 每日 2 次、米格列醇 50mg 每日 2 次及长效胰岛素 18U/d 治疗，平素血糖控制"良好"；高血压病 10 余年，服用苯磺酸氨氯地平片 5mg/d，平素血压控制"良好"；2012 年 10 月 8 日因晨起头晕发现"右侧额颞顶部硬膜下血肿，蛛网膜下腔出血"（当时怀疑外伤所致，但家属及患者否认外伤史），在某三甲医院行"硬膜下血肿清除术＋去骨瓣减压术"，逐渐恢复，遗留吞咽缓慢、走路前倾等表现。对磺胺类药物过敏。个人史：与妻子一起生活，育有 3 子 1 女，家庭经济条件好，家庭关系融洽。性格外向开朗，人际交往良好。否认烟酒等精神活性物质滥用史。

2013 年 1 月，患者无明显诱因出现眠浅，情绪低落，做事兴趣不足，不愿外出活动。在当地综合医院行相关检查未见明显异常，诊断考虑"抑郁"，予艾司西酞普兰最高 20mg/d 及米氮平最高 7.5mg/d 联合抗抑郁治疗。约 3 周后患者睡眠及情绪好转，恢复每天外出锻炼活动，一直坚持服药。

2013 年 7 月下旬，患者在服用上述药物治疗时，无明显诱因出现睡眠时间短、易醒，做事力不从心，缺乏兴趣，心情差，总怀疑自己得重病，要求体检。在综合医院行相关检查均未见明显异常，但患者担心的事较多，不相信自己没有得病的结论，担心睡着之后就醒不过来了，因此每天强忍着不睡觉。病情逐渐加重，每天愁眉苦脸闭着双眼，唉声叹气，感觉浑身不舒服，提不起劲，少语少动，有时出现肌肉紧张发硬、大汗，伴发情绪紧张加重。

2013 年 8 月上旬，患者睡眠改变，变得不规律，日夜颠倒，睡眠总时间减少，每天约 2 ~ 3 小时。变得糊涂，有时分不清白天黑夜，在半夜会突然说要出门去锻炼，经解释后能纠正。患者会忘记儿子已经陪睡 1 周了，半夜问儿子怎么睡在自己身边。期间有几次突然紧张害怕，怀疑自己被绑架、被人下毒遭迫害，大量饮水，称是为了留出抢救的时间。家人以为患者是"抑郁"加重，于 2013 年 8 月 14 日自行给予加量艾司西酞普兰至 30mg/d 及米氮平 10mg/d。服药后更加烦躁不安，脾气暴躁，乱骂人。2013 年 8 月 19 日患者突然出现发热（体温 38.8℃），至当地综合医院住院。入院时四肢肌张力高、运动迟缓、表情淡漠、失眠、焦虑烦躁，给予美多巴 187.5mg/d、利培酮 0.67mg/d（2/3 片规格为 1mg/ 片的利培酮）、氯硝西泮 1mg/d，发热很快缓解，但连着睡了三四天，小便失禁，吞咽困难，人变得迷糊。8 月 28 日当地精神科医生会诊，停用利培酮和氯硝西泮，服用艾司西酞普兰 20mg/d 及米氮片 10mg/d、劳拉西泮 3mg/d，意识状态和精神症状好转，但出现入睡困难，肌张力仍高。8 月 29 日静脉滴注舒必利 300mg 两天，没有明显变化。9 月 1 日精神科会诊后，开始服用文拉法辛 150mg/d 及曲唑酮 75mg/d、劳拉西泮 1mg/d、右佐匹克隆 3mg/d，患者体温 38℃ 左右，多汗、口渴，辱骂周围人，肌张力高。2013 年 9 月 24 日以"抑郁状态"收入院。

【体检及辅助检查】

意识不清，体温 38.8℃，脉搏 110 次 /min，呼吸 23 次 /min，血压 169/101 mmHg。检查被动配合，烦躁不安，变换体位需人协助。流涎多，喂水难以下咽，大汗淋漓。双侧瞳孔等大等圆，直径约 3mm，对光反射稍显迟钝。未查及明显肢体震颤、肌阵挛表现。四肢肌张力增高，呈铅管样强直。双侧巴宾斯基征可疑阳性，脑膜刺激征阴性。深反射亢进。余神经系统检查难以配合。心肺腹部未见明显阳性体征，未查及肠鸣音亢进或减弱。精神检查：患者接触差，注意力欠集中，有问难答，时能给予回应，但答非所问，言语含糊。定向检查难以配合。可疑存在幻视、幻听，时低声自语，时双手在身前做抓物的动作。情绪不稳定，时安静，表情平淡，时突然躁动，坐立不安。余精神检查难以配合。

实验室检查：血常规示白细胞计数稍高，中性粒细胞比例稍高，淋巴细胞比例下降。尿常规示蛋白质（+）。便常规正常，潜血阴性。电解质：血钾 2.7mmol/L，血钠 133mmol/L，血氯 92mmol/L。生化：血糖（Glu）7.27mmol/L，肌酸激酶（CK）1 200.5U/L，胆固醇（CHOL）6.21mmol/L。糖化血红蛋白

（HbA1c）6.5%。叶酸、维生素 B_{12}、睾酮、催乳素正常。甲状腺功能：T_4 13.5μg/dl，T_3、FT_4、FT_3、TSH 正常。乙肝、丙肝、HIV、梅毒相关检测阴性。凝血＋血培养正常。尿培养正常。脑脊液＋培养大致正常。心电图示窦性心律，非特异室内传导延迟，中度轴左偏。胸片未见明显异常。头颅 CT 示多发腔隙性梗死、脑白质脱髓鞘变性。脑电地形图示中度异常，θ 节律为主。头颅磁共振示多发腔隙性梗塞、脑白质脱髓鞘变性。

【治疗经过】

入院后请神经科会诊考虑副肿瘤综合征？帕金森综合征？完善全身 PET 检查示颅骨术后改变，脑实质内未见异常代谢增高及减低区，左侧基底节区软化灶可能；双肩关节炎性摄取；双上肺小结节；左肾囊肿可能，结肠弥漫高代谢，首先考虑生理或炎性摄取。多巴胺受体显像示左侧壳核后部及左侧尾状核放射性减低，结合葡萄糖代谢显影后认为 PD 可能。多巴胺 2 受体显像左侧尾状核及壳核中后部放射性摄取增加，结合 FDG-CFT 检查，考虑不符合 MSA 典型征象，PD 可能性大。血 Hu、Yo、Ri 抗体和 NMDA 受体抗体均为阴性。

入院后逐渐减停曲唑酮及文拉法辛，给予氯硝西泮 4mg 注射治疗缓解肌张力障碍等症状，但效果欠佳。9 月 26 日开始改良电休克治疗（MECT），停用所有精神科药物。MECT 10 次后，患者地点人物定向基本正常，情绪平稳，肌张力高部分缓解。至 11 月 28 日共行 MECT 19 次，患者症状无进一步改善，结束 MECT 治疗。出院时意识清楚，言语量不多，情感反应稍显平淡，可查及焦虑，无明显抑郁，粗测认知功能可。神经系统检查除肌张力稍高外无明显异常。2014 年 2 月电话随访，家属反映患者在海南休养，可以拄拐行走，可以缓慢自行进食，肌张力不高，情绪平稳，无明显记忆力下降等认知障碍表现。2014 年 7 月再次电话随访，家属反映患者进一步好转，肢体活动、精神状态、生活能力基本如常。

二、案例分析

结合病史及入院精神检查，入院时考虑该患者存在两套症状：帕金森综合征和复发性抑郁障碍，目前为伴有精神病性症状的重度抑郁发作。帕金森综合征可由多种原因造成，如脑血管病、肿瘤、感染、中毒、外伤、药物以及遗传变性等。本例患者在完善躯体检查的过程中，没有发现器质性疾病的证据，因此考虑药源性帕金森综合征的可能。在精神科，有两组严重药物副反应导致的综合征会出现帕金森症状。

5- 羟色胺综合征，也称为血清素综合征（serotonin syndrome，SS）是由药物引起的高血清素状态，临床表现与恶性综合征（malignant syndrome，也称neuroleptic malignant syndrome）甚为相似，后者可能与多巴胺阻断相关。二者的拮抗治疗迥然不同（前者使用哌替啶，后者使用溴隐亭），错误的诊断会导致不恰当甚至有害的治疗，并可引起疾病复发。恶性综合征和 5- 羟色胺综合征在表现上是类似的，主要包括三部分的症状：精神状态的改变，自主神经功能异常，锥体外系体征异常。5- 羟色胺综合征的肌强直与肌阵挛均很明显，而恶性综合征肌强直明显，震颤不明显，很少见到肌阵挛；5- 羟色胺综合征出汗明显但体温并不很高，恶性综合征则高热明显；5- 羟色胺综合征可有瞳孔扩大，恶性综合征则无瞳孔扩大；此外，恶性综合征常可见肌酸激酶升高，但并非诊断所必需。

从临床症状方面来看，本例患者存在突出的肌强直而非肌阵挛、高热而非多汗，似乎更支持恶性综合征的诊断。多巴胺 2 受体显像反映出 D2 受体超敏，这进一步支持恶性综合征的诊断。但是患者在出现帕金森症状之前仅使用抗抑郁药物，那么，抗抑郁药物究竟能否引起恶性综合征呢？笔者查阅了相关文献，恶性综合征大多是由抗精神病药物治疗中出现的，但是也有锂盐、抗癫痫药和抗抑郁药物甚至外伤和手术导致恶性综合征的报道。抑郁障碍本身也是发生恶性综合征的危险因素，可能与脑功能下降后对药物的敏感性升高有关。DA 和 5-HT 在中枢中存在相互作用，因此抑郁药物也可以影响脑内 DA 浓度及其受体分布。最终，我们考虑这个患者的诊断为抗抑郁药物导致的恶性综合征。

精神科临床中抗抑郁药和抗精神病药联合使用的情况越来越常见，因此我们在此提出关于 5- 羟色胺综合征和恶性综合征的鉴别，希望有助于精神科医生在正确诊断的基础上给予准确的治疗。在支持性治疗的基础上，如果考虑恶性综合征则可以尝试使用溴隐亭等多巴胺受体激动剂或左旋多巴，如果考虑 5- 羟色胺综合征则可以尝试使用赛庚啶等 5-HT 受体拮抗剂。电休克治疗在恶性综合征中被作为二线治疗来推荐，但是，当我们尚未肯定诊断时，电休克治疗对于肌强直的对症处理反而是相对安全且有效的。

在老年期抑郁症的治疗中，我们需要警惕联合用药引发的药物副作用风险增加，尽量单一用药。在诊断不明的情况下，有时候减量甚至停用精神药物或许比一味加量，更有助于患者的诊断和治疗。

参考文献

1. SOKORO A A, ZIVOT J, ARIANO R E. Neuroleptic Malignant Syndrome Versus Serotonin Syndrome: The Search for a Diagnostic Tool[J]. Annals of Pharmacotherapy, 2011, 45(9): e50.

2. 杨伊姝，杨建伟，王维治. 血清素综合征的诊断及治疗［J］. 国外医学（神经病学神经外科学分册），2001，28（3）：209-211.

3. 陈华，季建林. 5- 羟色胺综合征的临床特点及诊治［J］. 中国全科医学，2007，10（22）：1884-1886.

4. 黄韶清，邱泽武. 药物引起的 5- 羟色胺综合征及其治疗［J］. 药物不良反应杂志，2004，6（4）：243-246.

5. NISIJIMA K. Elevated creatine kinase does not necessarily correspond temporally with onset of muscle rigidity in neuroleptic malignant syndrome: a report of two cases[J]. Neuropsychiatr Dis Treat, 2012, 8: 615-618.

6. UEHARA M, INAOKA M, MIYAKI Y, et al. [Neuroleptic malignant syndrome after cardiac surgery][J]. Kyobu Geka, 2013, 66(12): 1052-1055.

7. ISHIOKA M, YASUI-FURUKORI N, HASHIMOTO K, et al. Neuroleptic Malignant Syndrome Induced by Lamotrigine[J]. Clinical Neuropharmacology, 2013, 36(4): 131-132.

8. UGUZ F, SONMEZ EÖ. Neuroleptic malignant syndrome following combination of sertraline and paroxetine: a case report[J]. General Hospital Psychiatry, 2013, 35(3): 327.e7-327.e8.

9. ARGYRIOU A A, DRAKOULOGONA O, KARANASIOS P, et al. Lithium-induced fatal neuroleptic malignant syndrome in a patient not being concomitantly treated with commonly offending agents.[J]. J Pain Symptom Manage, 2012, 44(6): e4-e6.

10. 韦盛中. 精神科恶性综合征研究进展［J］. 临床心身疾病杂志，2010，16（2）：188-191.

11. 孙振晓，于相芬，孙波. 恶性综合征的研究进展［J］. 临床精神医学杂志，2011，21（6）：422-423.

案例 31 一直坚持治疗却出现复发的老年期抑郁症

于欣

一、案例介绍

H 先生，67 岁，既往务农。因"近 2 年反复出现情绪低落、没有兴趣、烦躁不安、失眠厌食，最近 1 个月再次复发"就诊。

H 先生是一个典型的广东阿伯，大半辈子都在田间劳作，农闲时做一些小生意，把独女供到大学毕业。随着年龄增大，加之村里的田地被征用，分到手一笔不菲的征地款，H 先生决定和老伴一起到深圳的女儿家居住。然而原本打算享享清福的 H 先生，发现生活并不是事事如意。首先是语言问题，H 先生广东粤语勉强可以讲讲，但是普通话是一窍不通。偏偏女儿所住小区基本是"外地人"，大家交流都是普通话，H 先生感觉出门像变成了哑巴，甚至跟女婿交流有时也要借助女儿的翻译。其次，在农村生活了大半辈子的 H 先生，过惯了节俭的生活，到了深圳总抱怨柴米油盐样样都贵。这些都让往日隔三差五就要跟老街坊去"饮茶吹水"的 H 先生，感觉在深圳的生活很不如意，可偏偏老伴很快融入了社区，也跟女儿女婿更处得来，不愿意跟 H 先生再回乡下老家。渐渐 H 先生觉得嗓子上火、腹胀，食欲下降，夜里醒转次数多，心里总莫名焦躁，女儿提出要带父亲去医院，H 先生坚持去社区的中医诊所针灸。然而，仅仅去了两次，H 先生感觉针扎错了地方，头上"有气要蹿出来"，脑袋憋得难受，每日看什么都不顺心，怎么也高兴不起来。2016 年初，在 H 先生起病 4 个多月后，家人带其来精神科门诊。医生考虑为"抑郁焦虑状态"，给予艾司西酞普兰 10mg/d、劳拉西泮 0.5mg 每日 3 次治疗。H 先生尽管不太情愿，但是按照医嘱服用了药物。1 个多月后，H 先生感觉自己好了很多，遂自行停药。不到 1 个月，H 先生又开始出现失眠、厌食，而且心烦易怒，一次为小事跟老伴口角，H 先生就威胁说要从十层楼上跳下去。家人带 H 先生再次就诊后，医生将艾司西酞普兰换成了帕罗西汀

40mg/d，并嘱患者一定不能擅自停药。此后约半年 H 先生情况基本稳定，在家人干预下，H 先生也开始外出参加一些社交活动，如跟小区内几个会讲广东粤语的邻居聊天、去附近的茶楼饮早茶。

大约 1 年前 H 先生在购物时与小贩发生争执，回家后又开始觉得气闷、吃不下饭，后逐渐出现懒动话少、悲观，觉得自己没用，拖累家人，念叨要回老家去"等死"。家人检查发现 H 先生一直在坚持服用帕罗西汀 40mg/d，再次就诊后医生将帕罗西汀改为舍曲林 100mg/d。此后 H 先生又在服药情况下出现数次病情反复，医生换用了多种抗抑郁药如米氮平、氟西汀等。3 个月前因病情波动，医生换用了文拉法辛 150mg，患者情况一直不错，1 个月前在正常服药情况下，H 先生又一次出现病情反复，医生将文拉法辛加量至 225mg，同时因焦虑明显，失眠严重，除劳拉西泮片 0.5mg 每日 3 次外，增加了坦度螺酮 30mg/d 和氯硝西泮 2mg/d。方案调整后，患者自诉情况变得更差，心烦意乱，坐立不安，脑子里常常有悲观厌世想法，为此家人带 H 先生再次来诊。

医生在仔细评估 H 先生的病情后，建议 H 先生在数天内逐渐减停文拉法辛和坦度螺酮，同时将氯硝西泮慢慢减为睡前 1/4 片。减药第一周，H 先生的焦虑明显缓解，他自己也觉得有些奇怪，但是仍然按既定方案减药停药。两周后 H 先生感觉自己情绪改善，之前"食唔落饭"，食欲也明显增加。停药 1 个月后 H 先生觉得恢复了正常状况，晚上仅偶尔需要服用助眠药物。门诊医生建议 H 先生加用了碳酸锂 500mg/d，嘱定期查甲状腺功能。随访半年余，H 先生基本维持正常状态。

二、案例分析

早在 20 世纪 80 年代，还是三环类抗抑郁剂"一统天下"的时候，就有临床医生报告了抗抑郁剂的"快速耐受"。快速耐受（achyphylaxis）这个英文词，来自两个希腊词根：tachys-（迅速），phylax-（保护），意思是在抗抑郁剂治疗剂量不变的情况下，之前所取得的抗抑郁疗效快速丧失，通常是在已经获得临床治愈的患者中又出现了抑郁复发。在 SSRIs 抗抑郁剂广泛使用之后，很快又出现了对 SSRIs 快速耐受的报告。回顾性研究发现，出现抗抑郁剂快速耐受的比例在所有接受抗抑郁剂治疗的人群中占到 25%（也有报告高达 1/3），以中年人、女性最为多见，从临床治愈到复发的平均时间为 12 周。

确定抗抑郁剂快速耐受，必须先要除外：①治疗不依从。吃药肯定不如吃饭自觉，这是人类的本性。其实不单是精神障碍患者，所有疾病的治疗依从性都不可能做到百分之百。治疗依从性的相关调查结果经常会让临床医生大跌眼镜。美国 FDA 曾批准过带有芯片的阿立哌唑片上市，这样监护人可以通过手机的 APP 来确知患者是否服药。②潜在的抑郁症状恶化：轻到中度的抑郁症患者，在最初的抗抑郁剂治疗中，显示了一定的改善，临床上给人以"痊愈"的假象，但是实际上患者仍然有抑郁症状。随着病程进展，抑郁症的严重程度加重，这种情况应该是抑郁的恶化而非复发。③抗抑郁剂最初的"安慰剂效应"消失。最近二十年来，在抗抑郁治疗领域，一个有趣的现象是，新研发的抗抑郁剂的临床疗效没有突破性进展，安慰剂效应倒是逐年增高。据统计，在抗抑郁剂的双盲临床试验中，安慰剂组中取得临床有效的比例已经占到 40%。甚至有小部分患者在 6 ~ 8 周的治疗中，达到了临床痊愈。然而，这种安慰剂效应随着时间的推移，会渐渐露出马脚，抑郁症本身广泛而深重的神经生物学异常最终会让抑郁"现出原形"。在这样的患者中，安慰剂效应消失，症状复现，其实只说明患者对所接受的抗抑郁剂并没有真正起反应。

抗抑郁剂出现快速耐受，目前机制还不十分清楚。推测有这几种可能性：①药代学改变，长期服用某种抗抑郁剂后，血浆蛋白结合水平、肝药酶代谢活性、肾脏的重吸收和排泄水平都发生了改变，造成药物被迅速清除，血浆药物浓度远低于治疗浓度，导致抗抑郁效应消失；②抗抑郁剂特别是 SSRIs 药物导致神经元突触间隙神经递质浓度增加，引发突触后受体敏感性下调和第二信使系统的改变；③从临床上考虑，出现抗抑郁剂快速耐受，意味着患者可能会进入难治性抑郁的类别，当然，也要考虑患者有双相障碍的潜在可能。

通常采取的应对抗抑郁剂快速耐受的策略是将目前服用的药物加量。但这一方法对老年患者并不合适，虽然抗抑郁剂对老年患者的疗效可能会丧失了，但是其副作用却依然存在的，加量会导致安全性问题。既往经验显示，应对快速耐受还可以采取药物减量甚至停药的策略，正如在本例 H 先生所接受的处置方法。一般在停药 2 ~ 4 周后，快速耐受现象会渐渐消失。有些患者的抑郁症状会自发缓解（如 H 先生），也有些患者恢复了对抗抑郁剂的敏感性，重新开始抗抑郁治疗后，疗效会逐步显现。考虑到 H 先生在 2 年时间内抑郁症状多次反复，且有冲动言行，随访时未再使用抗抑郁剂，而加用了碳酸锂，继续观察长期疗效。

目前对抗抑郁剂快速耐受仍然所知甚少。就 H 先生的情况而言，老年精神科医生能够汲取的教训是，不要频繁给患者更换抗抑郁药物。当然，把西药处方成了中药的"君臣佐使"，一个以焦虑抑郁为主要临床相的老年患者，同时服用两种抗抑郁药、一种心境稳定剂、一种非典型抗精神病药、两种抗焦虑药等，更加不可取。

参考文献

1. TARGUM S D. Identification and Treatment of Antidepressant Tachyphylaxis[J]. innov clin neurosci, 2014, 11(11): 24-28.

2. KATZ G. Tachyphylaxis/tolerance to antidepressants in treatment of dysthymia: Results of a retrospective naturalistic chart review study[J]. Psychiatry & Clinical Neurosciences, 2011, 65(5): 499-504.

3. LIEB J, BALTER A. Antidepressant tachyphylaxis[J]. Medical Hypotheses, 1984, 15(3): 279-291.

案例32 **高龄老人的心理和行为问题**

于欣

一、案例介绍

（一）案例 A

W 女士，91 岁，退休小学教员。近 2 年来傍晚后显得紧张，采用各种措施"防范坏人"。近半年行为古怪，易怒。

W 女士是一名小学教员，工作时兢兢业业，对学生既抓学习，又关心生活，很受学生爱戴，但与同事仅限于工作上的交往，一直独身。退休后独自生活，80 多岁后因行动不便，一个曾经的学生搬过去同住，照料 W 女士的生活，侄女也不定期登门看望。最近 2 年因行走困难，W 女士很少下楼活动，但可以在家中使用拐杖缓慢行走。因假牙坏了，只能进食软食。体重有下降。照料者观察到 W 女士在每日傍晚变得紧张，反复检查门窗，看是否锁好。各屋"巡视"，并用拐杖敲打门后、衣柜，询问下解释"怕屋里藏了坏人"。如此行为成了每日傍晚的规定动作，后因身体衰弱，改由学生完成，W 女士负责监督核查，而且需要向患者多次保证"检查到位"后，W 女士才安心。

最近半年对"查安全防坏人"的关注度有所减弱，开始担心卫生纸不够用，每日将卫生纸裁成巴掌宽的小条，再一张一张码好，并反复告诫学生每次如厕，只能用一小条卫生纸。最近 1 个月照料者发现患者有时半夜起来，独自去卫生间"裁卫生纸"，干预时会发脾气，甚至骂脏话，故由侄女和学生带来门诊求医。

患者坐轮椅被推入诊室，老年女性，衣着整洁，形容消瘦，待人有礼，应答得体。个人经历、近期国家大事及从家来院过程都能正确叙述。否认有检查屋子防坏人的举动，但是承认有时会裁纸，"主要是怕糟践东西"。问及当前的生活状态，患者称退休工资够花，学生跟自己住，侄女也挺关心自己，没啥不满意的。患者虽有重听，没有明显妨碍交谈，且患者亦有交流欲望，临别时还与医生拉手，称赞医生态度好。

（二）案例 B

Y 先生，96 岁，退休工程师。近半年来常诉腹痛，发作与缓解都较突然，查无异常，近来有攻击行为。

Y 先生 8 年前老伴去世，因年事已高，生活自理有困难，儿女将其送至一家高档养老院，Y 先生对养老院的环境和服务均较满意。近半年来，因疫情影响，养老院处于封闭管理状态，儿女不能探视，有些护理员也因在当地隔离，未能返回。其中有一位护理员陪伴 Y 先生较多，有时在下班后还会陪 Y 先生聊聊天，Y 先生称其为"干孙女"。在得知"干孙女"也无法回来上班后，Y 先生有些失落，开始对养老院的服务变得挑剔，如抱怨饭菜不好、活动室的电视声音太吵，等等。有一次在跟工作人员交涉时，Y 先生突然双目紧闭，手捧腹部，表情痛苦，口中呻吟。急请医生检查，未发现异常，嘱平卧休息后缓解。类似情况有时频繁出现，有时又持续很长时间比较稳定，养老院曾带患者去大医院做了全面检查，未发现导致腹痛的躯体异常。近半月来，在其又诉腹痛，工作人员试图提供帮助时，Y 先生显得很不耐烦，甚至出现了攻击行为。一次是用力拍打工作人员的手臂，还有一次是把眼镜盒掷向工作人员。虽然事后 Y 先生都道歉了，解释说自己肚子疼得难受，没控制住自己的情绪。养老院联系家人，送患者来诊。

患者坐轮椅到门口后，坚持下来自己走进诊室，称要让医生看看自己的身体状态。坐下后要跟医生比赛掰手腕，说自己争取活到 120 岁。在问及腹痛等身体不适时，患者忽然脸上变色，称养老院管理不善，留不住优秀的护理员，又说儿子半年多没来看自己（儿子一旁解释，前一段因疫情养老院禁止探视，患者充耳不闻）。患者撩起衣服，指给医生看自己曾经疼痛发作的部位，一定让医生摸摸看，里面是否长了东西。医生解释说不久前肠镜检查没有发现异常，患者马上改口，称根本不相信自己长了肿瘤，之前也有肚子不舒服，都是护理员帮自己揉揉就好了。患者还向医生提建议，应该给所有养老院的护理员培训中医保健按摩，提高护理水平，等等。

二、案例分析

截至 2016 年底，我国 75 岁以上人口为 4 800 万人，占总人口比重为 3.5%，占 65 岁以上人口比重为 34.8%。预计到 2045 年，我国 75 岁以上人口为 1.8 亿人，占总人口比重为 12.9%，占 65 岁以上人口比重为 49.5%。未来 15 年，预计中国 75 岁以上人口增速将逐步上升，增速区间为每年 2.8% ~ 7.8%。WHO 将 65 ~ 75 岁年龄段的老年人称为"年轻的老年人"（young old），75 岁以上的老年人称为"老老人"（old old），全球范围内，日本"老老人"占总人口比例最高，在 2019 年达 14.7%。但我国"老老人"的绝对数，已经超过了日本。

　　尽管增龄是痴呆发病的风险因素，但是在超过一定年龄后，痴呆发病风险在高龄老人中反而会下降，这就是所谓的"幸存者效应"。这个年龄拐点说法不一，大多数研究者都认为要超过 90 岁。这不是说超过 90 岁的老年人不存在认知损害，而是这种认知损害的程度依据现有的认知测查工具，很难给出量化的描述，毕竟在这样的高龄老人群体中，建立认知常模是非常困难的。用是否存在痴呆做一个简单区分，可行性更好一些，只是这个痴呆判定的标准恐怕不能照搬我们通常的条条框框。笔者建议对高龄老人，特别是超过 90 岁的高龄老人，可以依据以下几条来判断是否存在痴呆：①是否存在对时间的连续性感知：能比较清楚地说出来前几天我在做什么，现在我在做什么，和后几天打算做什么；②是否对身处的环境和人物有较好的辨识度：对所处环境在空间功能上有较好认知，对环境中经常接触的人物能有清晰的了解，对环境中发生的活动有一定参与度；③是否对自身状况有恰当的认知，并对维护自身体面有基本的要求：能够恰如其分地认识自己的健康状况和功能水平，并在可能的范围内，注意维护自身的尊严和体面。

　　高龄老人除了认知功能外，在精神功能的其他方面如情绪、日常行为与人际互动上，都可能会出现一些偏差。这些偏差常常难以归类为精神科的某一确切诊断，却会给照料者带来困扰。高龄老人的心理和行为问题通常可以分为几类：①对外界环境和自身健康的担忧：不同于年轻的老年人对环境的安全疑虑和对自己的健康焦虑，高龄老人的担忧常常有"貌似儿戏"的色彩，如担心会有蚂蚁顺着门缝爬进来，每晚的固定功课是用旧布条塞门缝；有的会纠缠自己身体上正常的骨质凸起，采取用毛巾包扎或涂抹药膏等"治疗措施"。②害怕生活用品的缺乏：年轻的老年人会产生对自身经济状况的过度担心甚至会出现贫穷妄想，但是高龄老人常常会聚焦在单一的生活用品上，为了应对可能到来的"匮乏"，会采取囤积或省吃俭用的方式。③对长期陪伴在身边的人产生严重依赖：高龄老人产生强烈依赖关系的对象，并非取决于血缘，而是陪伴在自己身边时间的长短。很多高龄老人都处于丧偶状态，而高龄老人的子女多半也已经是老年人。因此，高龄老人的照料者或很可能是保姆，或是机构的工作人员。高龄老人会对长时间陪同照料自己的人产生亲近和依赖感，而这些陪伴人员的离去，会让高龄老人出现显著的情绪波动。④以幼稚化的行为方式表达不满或发泄愤怒：当高龄老人感到自己的要求没有得到满足或对身边的某人有意见时，可能会用幼稚的方式来表达自己的情绪，如高龄老人会藏起保姆的眼镜，来报复对方没有选择自己想看的电视频道；也会用手比作枪，做瞄准射击动作，口中还会模拟开枪声，以此表示自己的怨恨。

照料高龄老人，特别是 70 多岁的子女照料自己 90 多岁的父母，将会成为越来越多家庭所要面临的状况。实际上，《二十四孝图》中已经给我们生动地刻画了这样的场景：老莱子以自己 70 之躯，斑衣儿啼，逗高龄父母开心。讨自己年迈双亲的欢心，着实不是一件容易的事。退一万步讲，即使照料者们无须费尽心力去博高龄老人一笑，高龄老人的心理和行为问题也不得不应对。门诊中，不少焦头烂额的子女，在陈述完高龄老人的种种问题之后，几乎都会异口同声问医生一句话："大夫，这种情况应该吃点什么药啊？"很遗憾，高龄老人的上述心理和行为问题很少能通过服用精神药物获得满意的改善，或者即使有改善，但是收益风险比太低，即药物的疗效有限，而高龄老人对精神药物的耐受性又较差。

我们其实可以通过一些环境与行为干预来缓解高龄老人的心理和行为问题的。只是这种干预需要付出时间、精力和耐心。医生需要了解高龄老人的生活经历、个性特征和生活环境，与照料者协商，制订干预方案，而照料者也需要根据实际情况和高龄老人的变化，及时修正方案，以获得最佳效果。对于案例 A，我们给出的建议是，买一些柔软的大尺寸纸张，告诉 W 女士，学校现在急需一批练习册，给学生们做课堂练习用，发动退休老师一起制作。希望能转移 W 女士对卫生纸的专注。针对案例 B，我们向患者子女和养老院的工作人员建议增加照护的频度，将护理员从 1 对 4 改为 1 对 2，增加对 Y 先生的 1 对 1 照护时间，同时增加探视次数，提供更高水平的情感支持。

高龄老人的心理和行为问题，其实也是老年精神科一个亟待研究的课题。希望能有更多同道关注这个不断增加的群体，为提高他们的生活质量提供更多的临床和研究的证据。

参考文献

中华人民共和国 2017 年国民经济和社会发展统计公报［R/OL］.（2018-02-28）［2020-07-01］.
http://www.stats.gov.cn/tjsj/zxfb/201802/t20180228_1585631.html.

55检